DUMONT

Die Erzählerin arbeitet aushilfsweise in einem Kleintierladen. Sie wohnt bei Sylvester, einem Frauenschwarm, der viel damit zu tun hat, sich vor seinen Verehrerinnen verleugnen zu lassen. Bei den beiden klopft eines Abends Matilda an, um zusammen mit dem größten Hund der Welt Unterschlupf zu suchen.

Matilda hat ein Problem: Sie glaubt, den Verstand zu verlieren. Das durch Not und Zuneigung zusammengeschweißte Trio macht sich auf, ein unsichtbares Ungeheuer zu besiegen. Mariana Leky gelingt es, diesen Kampf gegen schwindelerregende Windmühlenflügel klingen zu lassen wie eine Filmkomödie: ein ebenso vergnüglicher wie bewegender Roman über Panik und andere Plagen. Die Angst überwindet nur, wer sie herausfordert.

Mariana Lekys erster Roman erzählt von Freundschaft und Angst: ein Erste-Hilfe-Kasten für die Tücken des ganz alltäglichen Lebens. Ihre zaghaften Helden halten zusammen, weil sie sich anders gar nicht zu helfen wissen – und verweisen damit bereits auf das liebenswert skurrile Personal aus ›Was man von hier aus sehen kann‹.

Mariana Leky studierte nach einer Buchhandelslehre Kulturjournalismus an der Universität Hildesheim. Sie lebt in Berlin und Köln. Bei DuMont erschienen der Erzählband ›Liebesperlen‹ (2001), die Romane ›Erste Hilfe‹ (2004), ›Die Herrenausstatterin‹ (2010) sowie ›Bis der Arzt kommt‹ (2013). Ihr SPIEGEL-Bestsellerroman ›Was man von hier aus sehen kann‹ (2017) wurde in über zwanzig Sprachen übersetzt und fürs Kino verfilmt, 2022 erschien ›Kummer aller Art‹ und wurde ebenfalls zum SPIEGEL-Bestseller.

Mariana Leky

Erste Hilfe

Roman

DUMONT

Von Mariana Leky sind bei DuMont außerdem erschienen:

Liebesperlen
Die Herrenausstatterin
Bis der Arzt kommt. Geschichten aus der Sprechstunde
Was man von hier aus sehen kann
Kummer aller Art

FSC
www.fsc.org
MIX
Papier | Fördert gute Waldnutzung
FSC® C083411

Das bei der Produktion dieses Buches entstandene CO_2 wurde durch die Finanzierung von Klimaschutzprojekten kompensiert:
climate-id.com/17531-2110-1001/de

11. Auflage 2025
DuMont Buchverlag, Köln

Amsterdamer Straße 192, 50735 Köln, info@dumont-buchverlag.de
Umschlaggestaltung: Lübbeke Naumann Thoben, Köln
Umschlagabbildung: Hand und Vogel: © Rüdiger Trebels
Vorlage für Vogel: © alinamaksimova / Fotolia.com;
Pflanze: © Ilbusca / istockimages
Gesetzt aus der Dante
Druck und Verarbeitung: CPI books GmbH, Leck
Gedruckt auf säurefreiem und chlorfrei gebleichtem Papier
Printed in Germany
ISBN 978-3-8321-6458-4

www.dumont-buchverlag.de

Für Nicolas Dickner

Erstes Kapitel

in dem Matilda lieber nicht bleiben möchte. Es wird erklärt, warum Sylvester fast jede Nacht auf den Haaren der Erzählerin liegt.

»Ich liebe dich«, sagt Sylvester, und er sagt das, als würde ihn jemand dabei fotografieren. Wir sind in der Küche. Ich sitze auf der Spüle, Sylvester hat zerknittertes Geschenkpapier in der Hand. An dem Geschenkpapier hängt ein Kärtchen, »Alles Gute«, steht darauf.

Sylvester und ich sind kein Paar, und ich kann es nicht leiden, wenn Sylvester »Ich liebe dich« sagt. Vor allem, weil ich ihm dann »Ich liebe dich« zurücksagen soll, und zwar möglichst prompt.

Früher habe ich Sylvester gefragt, ob auch »Ich hab dich lieb« gilt, aber Sylvester behauptet, das gelte nicht. Früher habe ich Sylvester erklärt, dass »Ich liebe dich« sich abnutzt, je öfter man es sagt. Die Amerikaner beispielsweise, habe ich erklärt, sagen »Ich liebe dich« so oft, dass »Ich liebe dich« auf amerikanisch nicht mehr bedeutet als »Bis nachher«.

Es klingelt. Sylvester legt das glatt gestrichene Geschenkpapier auf den Kühlschrank, ich rutsche von der Spüle und gehe durch den Flur, in dem kleine Kartons mit Luftlöchern stehen. Sylvester geht mir hinterher, überholt mich und stellt sich vor die Wohnungstür. »Du willst also sagen«, sagt er, »dass du eine bist, die alles, was kostbar ist, verwahrt und aufspart für seltene Sonntagsbesuche.«

Um den Betrieb nicht aufzuhalten, weil es noch mal klingelt und seltene Sonntagsbesuche nach Kondensmilch klingt, sage ich Sylvester »Ich liebe dich« zurück, wie er es mir beigebracht hat, nicht zu laut, nicht zu leise, und Sylvester sagt: »Mit Namen.«

Ich sage: »Du hast auch nicht mit Namen.«

Sylvester sagt: »Natürlich habe ich mit Namen.«

Also sage ich: »Ich liebe dich, Sylvester«, wegen des Betriebes. Sylvester grinst, und ich frage: »Können wir dann jetzt bitte aufmachen?«

»Gern«, sagt Sylvester und öffnet die Tür.

Vor der Tür steht Matilda und sagt: »Guten Tag, es tut mir leid, dass ich so wenig gesagt habe.«

Matilda sagt aber eigentlich nie viel, und wenn, dann sagt sie es sehr leise. Wir haben uns daran gewöhnt und halten unsere Ohren nahe an ihr Gesicht. Nur manchmal sagen wir: »ein bisschen, nur ein bisschen lauter bitte, Matilda.«

»Ihr spinnt ja«, sagt Matilda dann, »ich schreie.« Wir sagen, sie schreie ganz und gar nicht, dann redet sie ein bisschen lauter, wir lehnen uns zwei Sätze lang zurück, bis Matilda wieder leise wird.

»Komm rein«, sage ich. Matilda kommt rein und sieht verfolgt aus. »Du siehst irgendwie verfolgt aus«, sage ich.

»Was?«, fragt sie.

»Du siehst aus, als wäre jemand hinter dir her gewesen«, sage ich.

»Mir geht's gut«, sagt Matilda, schiebt Geschenkpapier und eine Schüssel zur Seite und stellt eine Tüte Milch auf den Tisch. Der Tisch ist voll mit schmutzigen Tellern, Töpfen und Schüsseln.

»Habt ihr überhaupt geschlafen?«, fragt sie. »Kaum«, sagt Sylvester und tut drei Löffel Nutella und die Milch in einen Topf.

Ich setze mich wieder auf die Spüle, Matilda stellt sich neben mich. Ich gucke sie an. Sie legt den Arm um meine Schulter und lächelt. »Guck nicht so«, sagt sie, »ich habe auch nicht viel geschlafen.«

»Ach so«, sage ich.

»War doch aber schön gestern«, sagt sie. »Klar war's schön«, sagt Sylvester, und ich sage, »eigentlich schon.«

Matilda und Sylvester gucken mich ernst an. Sie hatten darauf bestanden. Matilda ist gut im Beteuern, und sie und Sylvester hatten beteuert, dass sie alles übernehmen würden, das Kochen, das Reden, das Tanzen und das Nachschenken, und also sage ich, »ja, schön.«

Ich wollte meinen Geburtstag nicht feiern, weil mir Feiern immer missraten sind, und habe behauptet, die wirklichen Feste fänden im Kopf statt, weil ich das auf einer Postkarte gelesen hatte. Ich hatte das auch dieses Jahr behauptet, aber Matilda und Sylvester hatten gesagt, mit den Festen im Kopf sei das ja wohl so eine Sache.

Die Feste im Kopf seien Reinfeierfeste, untröstliche

Veranstaltungen, bei denen alle Gäste auf zwanzig nach zwölf warten, weil man dann gehen kann. Also haben Matilda und Sylvester angefangen mit ihren Beteuerungen, sie würden schon reden, kochen, tanzen und nachschenken, und es ist dann auch alles gut gegangen, und um zwanzig nach zwölf hat keiner außer mir gewusst, dass es zwanzig nach zwölf ist.

Um zwanzig nach zwölf hat Sylvester die Nachbarin geküsst, die schon lange darauf gewartet hatte, von ihm geküsst zu werden. Sylvester und die Nachbarin standen in einem Türrahmen und küssten sich insgesamt bis viertel vor zwei. Sylvester hatte seine eine Hand im Nacken der Nachbarin und in der anderen ein halb volles Weinglas, das er wegen der Küsse der Nachbarin ab und zu vergaß und in eine Schräglage geraten ließ, dann ging ich hin und drehte Sylvesters Handgelenk wieder gerade.

Um zwanzig nach zwölf ließ Matilda den stehen, mit dem sie versucht hatte, sich zu unterhalten. Sie hatte beteuert, sich zu unterhalten, aber der, mit dem sie es versucht hatte, hatte immer »wie bitte« gefragt, »was bitte« und »noch mal«. Dabei hatte er immer hilfloser und trauriger ausgesehen, weil man sich ausschließlich freuen möchte, wenn Matilda versucht, sich mit einem zu unterhalten, weil man sie verstehen möchte und weil es riskant ist, zu nicken oder den Kopf zu schütteln und so zu tun, als hätte man etwas verstanden.

Matilda fängt an, das verklebte Geschirr einzuweichen. Ich stütze die Ellenbogen auf die Knie, den Kopf in die

Handflächen und sehe ihr dabei zu. Matilda lächelt mich an. »Geh mal von der Spüle runter«, sagt sie, »sonst wirst du nass.«

»Ich kann mich nicht mehr bewegen«, sage ich und rutsche ein Stück zur Seite, um dem sauberen Geschirr Platz zu machen.

Sylvester stellt drei Tassen auf den Tisch und kippt Schokolade hinein. Die Schokolade ist dick und braucht lange, bis sie in der Tasse angekommen ist. Ich tue nichts und tippe Matilda auf die Schulter. »Jetzt sag doch mal«, sage ich.

Matilda dreht sich um und streicht sich mit dem Handgelenk eine Strähne aus der Stirn.

»Was denn?«, fragt sie und stellt einen nassen Teller neben mich.

»Was mit dir los ist«, sage ich.

»Mit mir ist ganz bestimmt nichts los«, sagt Matilda und kratzt in einer Schüssel. »Aber du siehst komisch aus«, sage ich. »Du siehst auch komisch aus«, sagt Matilda, »du musst dich mal ausschlafen.«

»Genau«, sagt Sylvester und rührt in seiner ledrigen Schokolade. Matilda wischt sich die Hände an der Jeans ab und streicht mir über die Wange.

»Bleib doch besser hier«, sage ich. Matilda setzt sich zu Sylvester an den Tisch und guckt in ihre Tasse. Sie überlegt etwas länger als sonst. »Nein«, sagt sie dann, »ich wollte nur ein bisschen aufräumen helfen.«

»Wie du willst«, sage ich.

»Bis dann«, sagt Matilda.

Ich gehe durchs Wohnzimmer, durch eine Landschaft aus kleinen Salzhügeln, die Sylvester auf die Rotweinflecken gestreut hat, und lege mich ins Bett.

Wir wohnen unter dem Dach, und über meinem Bett ist ein Fenster, aus dem man ins Blaue und sonst fast nichts sieht, außer ab und zu einem Flugzeug und ein paar Regenschlieren.

Als Sylvester zum ersten Mal in mein Zimmer kam, hat er sich aufs Bett gesetzt und gesagt: »Da kann man durchsehen.« Blödsinnigerweise hat er das gesagt, und ich habe blödsinnigerweise geantwortet, ja, da könne man durchsehen.

Seither gucken wir meistens zusammen durch das Fenster ins Blaue, bis man nicht mehr hindurchsehen kann, weil Sylvester das Licht anmacht und man nur noch mein Gesicht und ein aufgeschlagenes Buch vor Sylvesters Gesicht sieht. Ich lese im Fenster die Titel und Untertitel vor Sylvesters Gesicht in Spiegelschrift. Manchmal versuche ich mich am Text auf dem Buchrücken im Fenster, bis ich müde werde und das Umblättern der Seiten, das einzig übrig gebliebene Geräusch, immer lauter wird und sich immer mehr anhört, als würde Sylvester neben mir kein Buch lesen, sondern die Seiten eines Fotoalbums umblättern, das schon lange nicht mehr angesehen worden ist.

Ich habe noch nie tagsüber im Bett gelegen, höchstens bei Entzündungen. Matilda und Sylvester sitzen in der Küche und haben Sylvesters dickflüssige Schokolade ausgetrunken oder weggekippt und ich überlege, ob Matilda nicht doch hier bleiben sollte, weil sie aussieht, als sei etwas hinter ihr her, aber Matilda ist noch nie hier geblieben, egal wie spät es war. »Du kannst gerne hier schlafen, Matilda«, haben wir oft gesagt, weil man sich freut, wenn Matilda da ist, und gern hätte, dass Matilda so lang wie möglich bleibt, und Matilda hat gesagt, nein, sie gehe dann doch lieber nach Hause. Ich habe aufgehört zu beteuern, dass sie wirklich gerne hier schlafen könne, weil ich nicht gut im Beteuern bin und auch immer lieber nach Hause gehe.

Die Haustür wird leise zugezogen. Kurz darauf klopft es. »Ja«, sage ich. Sylvester kommt rein, lässt sich rücklings aufs Bett fallen und bewegt sich nicht mehr.

»Du liegst auf meinen Haaren«, sage ich.

Sylvester setzt sich mühsam auf und lächelt mich an.

»Herzlichen Glückwunsch«, sagt er.

Sylvester kenne ich von einem Plakat. Es hing an der Bushaltestelle. Auf dem Plakat war eine leere Wohnung mit Parkett, Kisten und einer Zimmerpflanze. Sylvester saß mit einer Frau auf einer Kiste und freute sich, weil er eine Bank hat, die für einen da ist. Weder die Frau noch Sylvester sahen aus wie Leute auf Plakaten, damit man nicht denkt, dass die Bank nur für Leute auf Plakaten da ist.

Ich kannte das Plakat genau, weil man sich um acht Uhr morgens am liebsten vor das nächstliegende stellt und das so lange anguckt, bis der Bus kommt.

Daher wusste ich, dass Sylvester ein blaues und ein grünes Auge hat, dass seine Haare blond gefärbt sind und sein linker oberer Eckzahn schief ist. Ich kannte die Telefonnummer des Plakatdruckers von Sylvesters Plakat und ich wusste, dass es auf chlorfrei gebleichtem Papier gedruckt war.

Weil ich außerhalb der Bushaltestelle nichts von dem Plakat wusste, habe ich Sylvester nicht erkannt, als er sich an den Cafétisch neben mir setzte. Weil ich jeden Tag ein paar Minuten lang aber einiges von dem Plakat mit Sylvester darauf wusste, kam er mir diffus bekannt vor, wie einem später jemand bekannt vorkommt, der in der zehnten Klasse von der Schule abgegangen ist und den man acht Jahre später plötzlich hinter einem Schalter sieht. Sylvester war kein abgegangener Mitschüler, und ich überlegte weiter bis tief in die Grundschule hinein, weil er mich von dem Tisch neben mir aus anguckte, als hätten wir früher zusammen ein Baumhaus gebaut oder uns sonstwie gemeinsam verdreckt oder verschrammt.

Sylvester setzte sich an den Tisch neben mir, trank Kaffee und versuchte manchmal, Dinge aufeinander zu stapeln, die sich nicht stapeln lassen.

»Darf ich?«, fragte er, als er irgendwann zwischen Montag und Freitag vor meinem Tisch stand.

»Bitte sehr«, sagte ich. Sylvester setzte sich hin.

»Du hast da eine Feder auf der Schulter«, sagte Sylvester. »Oh«, sagte ich.

»Du hast überhaupt oft Federn an dir dran«, sagte Sylvester und lächelte.

»Kleintierbedarf«, sagte ich.

»Ach so«, sagte Sylvester.

Zuerst haben wir nicht viel gesagt und dann sehr viel. Zuerst haben wir uns nur gegenüber gesessen, Sylvester hat versucht, den Salzstreuer auf den Zuckerstreuer zu stellen, und mich angesehen und sonst nichts getan, ich habe den Salzstreuer angesehen, so lange, bis die Reiskörner im Salz sich bewegt haben wie Mehlwürmer, und sonst nichts getan.

Irgendwann habe ich aufgehört, mich zu fragen, warum Sylvester mich anguckt, als hätten wir einen Baumhausbau oder eine ganze verschrammte Kindheit hinter uns, und versucht, Sylvester möglichst genauso anzugucken, was mir nicht gut gelungen ist. Ich habe es seither oft probiert.

Von dem Plakat hat Sylvester nichts gesagt. Dann hat er angefangen, sehr viel zu erzählen, von acht Geschwistern, zwei Vätern, drei Stiefmüttern und einer gerade abgelegten Meisterprüfung zum Konditor. Er hat mit zwölf Zigaretten und Salz- und Zuckerstreuer auf der Marmorplatte diverse Dramen zwischen acht Geschwistern, zwei Vätern und drei Stiefmüttern nachgestellt. Weil zu Dramen auch immer das Umfallen gehört, ist sehr viel Zucker, Salz und Tabak auf die Tischplatte und dann in unsere Ärmel geraten.

In Sylvesters Dramen auf dem Marmortisch rannten Väter, Geschwister und Stiefmütter hin und her, Sylvester hatte jeden Tag ein neues Drama.

Hinterher haben wir uns Zucker, Salz und Tabak von

den Ärmeln geschüttelt, und erst viel später habe ich erfahren, dass nichts davon stimmt.

Wenn man Sylvester darauf hinweist, dass etwas oder einiges von dem, was er erzählt, nicht stimmt oder gar nicht stimmen kann, wenn man ihm mit Fragen und Beweisen kommt, kümmert Sylvester das nicht, er hat keine Angst, überführt zu werden. Als ich viel später gesagt habe: »Sylvester, du hast nicht acht Geschwister, sondern gar keine und auch keine Stiefmütter, du hast keine zwei Väter, sondern nur einen einzigen herkömmlichen Vater, und ein Konditor hast du immer nur werden wollen«, hat Sylvester gefragt, ob er das wirklich alles behauptet habe.

Sylvester hat keine Angst, überführt zu werden, und er kam jetzt oft an meinen Tisch.

»Meine Großtante hat sich aufgehängt«, sagte Sylvester, nachdem ich gesagt hatte, dass ich umziehen müsse. Ich hatte gerade gesagt, dass der Vermieter Eigenbedarf angemeldet habe, als Sylvester mich unterbrach und sagte, seine Großtante habe sich aufgehängt.

»Das tut mir leid«, sagte ich.

Ich wusste nichts von einer Großtante, weil eine Großtante nie in Sylvesters Dramen vorgekommen war, nie wurde ein Salzstreuer oder eine Zigarette stellvertretend für eine Großtante auf dem Cafétisch hin- und hergeschoben. Ich überlegte, ob das mit der Großtante stimmen könnte.

»Ich habe sie nicht besonders gemocht«, sagte Sylvester.

»Trotzdem tut es mir leid«, sagte ich.

»Sie hat eine schöne Wohnung«, sagte Sylvester, »aber man kann sie nur zu zweit bezahlen.«

»Ach so«, sagte ich. »Ja«, sagte Sylvester und versuchte, den Salzstreuer auf den Zuckerstreuer zu stellen. Es ging nicht.

»Möchtest du einziehen?«, fragte er.

»Darf ich?«, fragte ich.

»Bitte sehr«, sagte Sylvester.

Zweites Kapitel

in dem aufwendige Schleifen gebunden und Meerschweine nicht gut ertragen werden. Es bieten sich günstige Gelegenheiten, etwas zu sagen.

Matilda kaufte Sachen für Fische. Als sie zum ersten Mal an die Kasse kam, mit einem Tropfsteinimitat für Aquarien, fragte sie, ob ich es einpacken könne. Wir hatten kein Geschenkpapier, weil eigentlich niemand Kleintierbedarf eingepackt bekommen will und man Kleintiere wegen der Luftlöcher im Karton nicht in Geschenkpapier packen kann. Ich besorgte Geschenkpapier für Matilda und wickelte ihr Wasserfilter und Fischfutter ein. Ich band aufwendige Schleifen um die Pakete, um mir und Matilda Gelegenheit zu geben, etwas zu sagen, aber keiner sagte etwas. Wir lächelten uns an. Manchmal hielt sie ihren Zeigefinger auf den Knoten, über dem ich eine weitere aufwendige Schleife band.

Ich hoffte, dass sie irgendwann mehr sagen würde als »Dieses hier, bitte«, wenn sie mit einem Zubehör für Fische an die Kasse kam, und »Vielen Dank«, wenn ich es ihr eingepackt und das Wechselgeld zurückgegeben hatte, obwohl das »Vielen Dank« immer besonders war. Matilda sagte »Vielen Dank«, als hätte ich ihr nicht das Wechselgeld gegeben, sondern ihr in letzter Sekunde die Tür eines Busses aufgehalten, den sie auf keinen Fall verpassen durfte. Das »Vielen Dank« klang benommen, als hätte sie nicht rennen müssen, um durch die aufgehaltene Bustür zu schlüpfen, sondern die ganze Zeit an der Bushaltestelle gestanden und nur vergessen einzusteigen, und es klang überhaupt nicht, als hätte ich ihr das Wechselgeld zurückgegeben.

Ich arbeite drei Tage in der Woche aushilfsweise im Geschäft von Herrn Mohn. Er ist groß, und ich vermeide es, ihm zu nahe zu kommen, aus Angst, er könne nachgeben, wenn man ihn berührt, aus Angst festzustellen, dass sein Körper widerstandslos ist wie ein Teig. In dem Geschäft ist es warm, es riecht nach Gewächshaus, Kleintierfell und Trockenfutter. Alles ist voll gestellt bis unter die Decke, und die Decke ist voll gehängt mit leeren Volieren und geflochtenen Katzentransportboxen in allen Größen. Das Schaufenster ist voller Aquarien. An den Wänden stehen Käfige mit Vögeln, Hamstern, Meerschweinen und Zwergkaninchen, Regale mit Vollnahrung und Ergänzungsfutter, Spielzeug für Hunde, Katzen und Vögel, mit Roll-, Nylon- und Lederleinen für kleine und mittelgroße Hunde, mit Lecksteinen und Wetzsteinen, Katzenshampoo und Hundebürsten, mit Laufrädern, Kleintiertränken, Katzenbäumen, Zierfischfutter und Nistmaterial. Für die Kartons mit den Luftlöchern, in denen man Vögel, Kaninchen, Hamster oder Mäuse transportieren kann, ist nirgendwo mehr Platz. Ich lagere die Kartons in unserem Wohnzimmer und bringe jeden Morgen zwei Kartons jeder Größe mit.

»Ich finde trotzdem alles mit einem Griff«, sagt Herr Mohn. Weil ich auch mit mehreren Griffen nichts finde, versuche ich immer wieder, alles nach Tieren zu ordnen, aber es hält nie. Ich versuche jeden zweiten Tag, alles nach Tieren zu ordnen, und während ich Filter und Pumpen für Aquarien und Snacks für ältere Hunde sortiere, versuche ich, mir einzuprägen, was man gibt oder appliziert, damit das Fell glänzt oder die Fischfarbe nicht blass wird, worauf welches Tier gegen Zahnstein kauen und was welches Tier bei Antriebsarmut schlucken muss.

Es ist eng und laut vom Gezwitscher der Sittiche und Finken, vom Gurgeln der Aquarien, vom Quieken der Meerschweine und der Kinder, die auf ein Meerschwein oder ein Kaninchen zeigen, das sie unbedingt haben wollen und kein anderes. All das erträgt Herr Mohn an empfindlichen Tagen nicht. An empfindlichen Tagen erträgt er nichts, keinen Ton, dann bleibt seine Tür zu und er kommt nicht heraus. An empfindlichen Tagen ruft er mich ab und zu im Geschäftsraum an, der direkt an sein Büro grenzt, um Anweisungen zu geben oder mir zu sagen, dass ich eigentlich ja gar keine ausgebildete Zoofachverkäuferin sei und man das merke, »an allen Ecken und Enden merkt man das«, sagt er.

Ich ertrage alles gut, bis auf das Quieken der Meerschweine. Immer, wenn ich für ein Kind ein Meerschwein einfange und in einen Karton packe, kribbeln meine Handflächen. Ich ertrage Meerschweine nicht gut. Das Quieken von Meerschweinen ist wahrscheinlich das Geräusch, das man im Kopf hat, wenn man verrückt wird.

Herr Mohn meint, Kinder seien Laufkundschaft, obwohl viele und oft dieselben Kinder kommen, aber sie kaufen nichts und bekommen nur zu Weihnachten, zum Geburtstag oder bei einer Eins etwas gekauft. »Wir leben von der Stammkundschaft«, sagt Herr Mohn.

Auf dem Boden liegen dicke Teppiche. Ich habe mehrfach gesagt, dass ohne die Teppiche alles besser wäre, weil sie nicht in das Geschäft passen und wir alle drei Stunden saugen müssen. Herr Mohn sagt, die Teppiche blieben, wo sie seien, »Teppiche dämpfen«, sagt er. Ich warte darauf, dass sich jemand aus der Stammkundschaft über die Teppiche beklagt, weil sich darin vieles einnisten kann, oder weil die Teppiche alles noch enger machen, so eng, dass einem eigentlich die Ohren zufallen müssten, wie in einem Flugzeug müsste man eigentlich immer schlucken, um die zugefallenen Ohren wieder aufzukriegen. Aber die Stammkundschaft, von der wir leben, muss nicht schlucken. Die Stammkundschaft blinzelt nicht einmal. Sylvester sagt, er glaube, die Stammkundschaft habe keine Lider.

Ich muss die Namen der Stammkundschaft und ihrer Tiere kennen und alles über Mundfäule, Kiemenwürmer und Zecken wissen. Ich muss auch das Schlimmere wissen, ich muss wissen, was welchem Zwergkaninchen oder Hamster wann wegoperiert oder weggestrahlt wurde, und manchmal muss ich auch wissen, was bei der Stammkundschaft selbst wann wegoperiert oder weggestrahlt wurde, was ausgeschält oder ersetzt werden musste.

Am Anfang habe ich jeden Abend nach Geschäftsschluss meine Muttermale begutachtet und nachgesehen, ob irgendetwas von mir sich langsam verbiegt oder ersetzt werden muss, weil ich den ganzen Tag mit der Stammkundschaft zusammen war, von der wir leben. Ich habe damit aufgehört, weil ich jeden Abend nach Geschäftsschluss nicht sicher war, ob ich nicht etwas übersehen hätte, das dringend weggestrahlt oder ausgeschält werden müsste. Ich hätte gern, dass mal jemand käme, um von seinem prächtigen Sittich zu erzählen oder seinen munteren Goldfischen, aber die Stammkundschaft erzählt lieber von allem, was ersetzt werden muss, was blass, verbogen oder antriebslos ist. Matilda war die einzige Kundin, die aussah, als habe sie nichts zu tun mit irgendetwas, das langsam blasser wird oder antriebsarm ist.

Immer, wenn keine Kunden da sind oder ich keinem helfen kann, übe ich, Springmäuse, Sittiche oder Zebrafinken einzufangen, denn ich bin nicht gut darin. Man muss die Hand eine Weile in den Käfig halten, lässig, wie man beim Autofahren eine Hand aus dem Fenster hält, bis sich die Tiere an die Hand im Käfig gewöhnt haben, und dann muss man zugreifen. Es hat lange gedauert, bis ich zugegriffen habe. Nymphensittiche fange ich immer noch nicht, nur Herr Mohn fängt sie. Nymphensittiche sind die größten Tiere, die wir im Geschäft haben. Wir haben kein Tier, das weit über den Knöchel geht.

Als Matilda zum vierten Mal in das Geschäft kam, übte ich, eine Springmaus einzufangen, und ich übte weiter, weil Matilda immer alles allein fand, obwohl sonst niemand etwas allein findet. Sie ging die Regale entlang, ich versuchte, die Springmaus zu fangen, und als ich sie hatte, kam ein Kind herein. Das Kind ging zu dem Käfig mit den

Meerschweinen und den Zwergkaninchen und öffnete ihn. Ich hielt die Springmaus fest. Das Kind nahm ein Meerschwein aus dem Käfig und steckte es sich unter seine Jacke. Das Herz der Springmaus in meiner Hand klopfte schnell. Das Kind lief aus dem Geschäft. Matilda guckte ihm hinterher und dann zu mir. Ich ließ die Springmaus los und schaute Matilda an. Matilda ging zur Kasse, ich ging auch zur Kasse.

»Dieses hier, bitte«, sagte Matilda und legte eine Folienrückwand mit Süßwassermotiv auf den Tresen. Ich schnitt das Geschenkpapier zurecht. Matilda lächelte mich an. »Jetzt haben wir ein Geheimnis«, dachte ich.

»Vielen Dank«, sagte Matilda und suchte nach ihrem Portemonnaie. Sie hatte eine große Tasche, in der das Portemonnaie immer ganz unten war. Manchmal legte sie Dinge aus der Tasche auf den Tresen, um an das Portemonnaie zu kommen, sie legte ein Adressbuch auf den Tisch, Taschentücher, manchmal Briefe oder Handschuhe.

Als Matilda bezahlt hatte, kam Herr Mohn aus dem Büro. »Guten Tag«, sagte er.

»Guten Tag«, sagte Matilda.

»Auf Wiedersehen«, sagte ich.

»Auf Wiedersehen«, sagte Matilda und ging aus der Tür.

»Wer ist das eigentlich?«, fragte Herr Mohn. »Stammkundschaft«, sagte ich. »Eine ausgesprochen hübsche Kundin ist das«, sagte Herr Mohn. »Ja«, sagte ich, stolz, als hätte ich irgendetwas damit zu tun, dass Matilda die schönste Kundin war, die jemals in das Geschäft gekommen ist.

Als Matilda gegangen war, rief mich Herr Mohn im Geschäftsraum an. »Kommen Sie mal bitte herein«, sagte er. Ich dachte, vielleicht weiß Herr Mohn über das Meerschwein unter der Jacke des Kindes Bescheid, weil er vielleicht irgendwo eine winzige kompromittierende Videokamera installiert hat.

Ich gehe selten und nur nach Aufforderung in sein Büro. Ich klopfe nicht an, denn Herr Mohn hat eine Doppeltür, gegen die man laut und womöglich zu laut schlagen müsste. Ich kenne mich aus mit Doppeltüren, auch meine Mutter hat eine Doppeltür. Herr Mohn und meine Mutter brauchen ihre Doppeltüren für unterschiedliche Fälle. Herr Mohn braucht seine, damit nichts hineindringt, falls draußen einer schreit, meine Mutter braucht ihre, damit nichts hinausdringt, falls drinnen einer schreit. Draußen schreit aber nie einer und drinnen auch nur selten.

Herr Mohn hatte nichts gesehen oder installiert, sondern fragte mich, was er mich immer fragt, erst über das berufliche und dann das private. Beruflich fragt mich Herr Mohn nach dem, was ich welchem Stammkunden verkauft habe und was bestellt werden muss. Ich antworte ihm, wie er es mir beigebracht hat, nicht zu laut und nicht zu ausführlich. Privat fragt mich Herr Mohn nach meiner Mutter und ob sie ihm etwas verschreiben könne.

»Ich brauche etwas gegen die Empfindlichkeit«, sagt Herr Mohn und deutet auf die Doppeltür und das Telefon, das unter zwei Kissen steht.

Wenn man Herrn Mohn etwas referiert oder erzählt, hört er an empfindlichen Tagen mehr darauf, wie laut man es ihm sagt, als darauf, was man ihm sagt, deswegen vertut er sich mit den Bestellungen und mit meiner Mutter. Ich erkläre Herrn Mohn immer wieder, dass meine Mutter nichts verschreiben, sondern nur zuhören kann. »Sie hört sehr gut zu«, sage ich und stelle mir vor, wie Herr Mohn sich auf die Couch vor meiner Mutter legt und ihr von seinem Leben erzählt, in dem etwas verbogen ist oder ersetzt werden muss. Ich stelle mir vor, wie meine Mutter in ihrem Sessel sitzt und darüber nachdenkt, wie sie Herrn Mohn, der vor ihr liegt, am besten beibringen könnte, wie man möglichst am Leben bleibt.

Ich sage: »Meine Mutter kann nichts verschreiben, aber sie hört zu«, und Herr Mohn sagt: »Ich weiß ja, aber ich möchte etwas zum Einnehmen.«

Herr Mohn möchte das Psychische lieber vermeiden, und ich eigentlich auch, weil bei mir zu Hause immer alles psychisch war und überhaupt erst ernstlich und packend wurde, wenn es ins Psychische spielte. Ich sage dann: »Fragen Sie doch einfach mal Ihren Hausarzt.«

Weil Herr Mohn sich an empfindlichen Tagen nur die Lautstärke merkt, habe ich das schon öfters vorgeschlagen. Der Hausarzt von Herrn Mohn meint aber, dass die Empfindlichkeit von selber abklinge, weil er natürlich insgeheim auch meint, dass die Empfindlichkeit ins Psychische hineinspielt, und weil Hausärzte von Natur aus meinen, das Psychische klänge von selber ab.

»Fragen Sie doch einfach mal Ihren Hausarzt«, schlage ich vor, und Herr Mohn sagt, was der Hausarzt wie immer gesagt hat.

Drittes Kapitel

in dem Sylvester mit einem neuen Leben nach Hause kommt. Die Erzählerin widmet sich lieber dem größten Hund der Welt, und am Schluss kann außer Sylvester niemand einschlafen.

Sylvester kommt einmal im Monat mit einer neuen Inkarnation. Er legt sich vor ein Medium, das ihm erzählt, wer alles und wo überall er schon gewesen ist in, wie das Medium schätzt, bisher mindestens acht Leben.

Ich habe Sylvester gefragt, warum er das wissen will. Sylvester hat gesagt, weil es nicht schade und dass das Medium noch einen Platz frei habe, falls ich auch wissen wolle, wer alles und wo überall ich schon gewesen sei.

Ich stehe am Küchenfenster und sehe Sylvester beim Nachhausekommen zu. Ich sehe zu, wie Sylvester in den Manteltaschen und in drei großen Tüten nach seinem Haustürschlüssel sucht, Sylvester hat alles immer gerade noch gehabt und jetzt nicht mehr, Haustürschlüssel, Eintrittskarten oder Kopfschmerzen.

Ich sehe Sylvester gern beim Nachhausekommen zu, und da ich ihm meistens nur einmal pro Tag dabei zusehen kann, muss es lange dauern. Ich glaube nicht, dass wir uns beide das Nachhausekommen ansehen, trotzdem suche ich manchmal ausführlich nach dem Schlüssel, falls Sylvester am Küchenfenster steht und mir zusieht. Ich grabe Tüten um und ziehe die Hosentaschen nach außen, damit es länger dauert.

Ich verfolge fast jeden Tag, wie Sylvester nach Hause kommt, Sylvesters Weggehen verfolge ich nicht.

Matilda sitzt am Küchentisch und liest in einem Ratgeber, den das Medium Sylvester geliehen hat, von dem Sylvester sagt, dass er nicht schade, besonders wenn man von irgendetwas verfolgt würde. »Ich werde nicht verfolgt«, hat Matilda gesagt, »das habe ich euch doch gestern schon gesagt«, und jetzt liest sie trotzdem darin.

Sie guckt zu mir herüber. »Schöne Ohrringe, übrigens«, sagt sie.

Ich fasse mir an die Ohrringe, die heute Morgen in das Frühstück geplatzt sind. Sylvester und ich dachten, es sei Matilda, aber dann war es jemand von der Expresspost, den wir noch nie gesehen hatten, weil noch nie jemand etwas verschickt hatte, das schnell bei uns ankommen musste. Die Ohrringe sind ein nachträgliches Geburtstagsgeschenk. Sie sind steif und sternförmig und sehen aus, als könne man damit Plätzchen ausstechen.

»Hast du dich schon bedankt?«, fragt Matilda.

»Noch nicht«, sage ich.

Sylvester kommt rein, lässt die Tüten auf den Boden und sich auf den Küchenstuhl fallen, strahlt uns an und sagt, das Medium habe nicht nur einen, sondern sogar noch zwei Plätze frei.

Matilda hebt Sylvesters Beine vom Küchenstuhl, setzt sich hin und legt Sylvesters Beine auf ihre Knie. Ich ziehe eine Tafel Schokolade aus einer der Tüten und setze mich auf den Tisch. Sylvester sagt, Matilda und ich sollten das nächste Mal unbedingt mitkommen.

Ich will lieber nicht wissen, was alles und wo überall ich schon gewesen bin, weil ich nicht mal weiß, ob es stimmt, dass man schon mal jemand gewesen ist, und ich dem Medium nicht mit Fragen und Beweisen kommen könnte, wie ich Sylvester mit Fragen und Beweisen komme, wenn er Dramen erzählt. Womöglich redet einem das Medium ein persönliches Drama von vor tausend Jahren auf den Leib, und dann sitzt man da und macht sich Gedanken über den, der man mal war, ohne zu wissen, ob es überhaupt stimmt, dass man schon mal jemand gewesen ist.

»Ich will nicht zu dem Medium, weil ich keine Lust habe, plötzlich jemand gewesen zu sein«, sage ich und gebe Sylvester die Schokolade. Zartbitter kann ich nicht leiden, Zartbitter ist keine Schokolade. »Außerdem gerät man ja schon in Beweisnot, wenn man sich nur im akuten Leben aufhält.«

»Verstehe ich nicht«, sagt Sylvester.

»Kann ich hier schlafen?«, fragt Matilda plötzlich.

»Klar«, sagen wir.

»Du schläfst doch aber nie woanders«, sagt Sylvester.

»Bei mir sind die Maler«, sagt Matilda.

Matilda hat keine Maler erwähnt, die in nächster Zeit bei ihr sein würden. Wir kennen niemanden, bei dem die Maler sind. »Was denn für Maler?«, fragt Sylvester.

»Maler eben«, sagt Matilda.

»Ach so«, sage ich.

Sylvester sagt kurze Zeit nichts und fängt dann wieder damit an, dass das Medium nicht schade, und hält Matilda die Schokolade hin. »Danke«, sagt Matilda und hält sie fest.

»Es wäre doch schön«, sagt Sylvester, »wenn wir wüssten, dass wir uns schon mal begegnet wären, ich bin mir sicher, dass wir uns schon mal gekannt haben.«

Sylvester sagt, er glaube, dass ich die eine Hälfte von Bonnie und Clyde gewesen sei, weil das Medium heute gesehen habe, Sylvester sei die andere Hälfte gewesen.

Ich sage, dass ich mir das nicht denken könne, weil ich es schon nicht gut ertragen kann, wenn jemand ein Meerschwein stiehlt. Sylvester sagt, das sei ja gerade das Interessante: dass man wahrscheinlich jemand gewesen ist, der man sich nie zutrauen würde gewesen zu sein.

»Wäre es nicht gut«, fragt Sylvester, »wäre es nicht insbesondere für dich gut zu wissen, dass du mal ein Kapitalverbrecher oder Pirat gewesen bist?«, fragt er, »findest du nicht, das gäbe dir ein bisschen Pepp?«

»Ich will überhaupt keinen Pepp«, sage ich und werfe Sylvester einen Pfannenkratzer gegen den Bauch. Sylvester grinst.

Matilda gibt mir die Schokolade, sie ist warm, weil Matilda sie gut festgehalten hat. Matilda mag keine Schokolade, weil sie gehört hat, Schokolade mache unruhig.

»Tempeltänzerin fände ich interessant«, sagt Matilda, weil Sylvester neben einer Hälfte von Bonnie oder Clyde, neben einem Schiffskellner auf der Titanic, neben einem Jünger Jesu und neben einem Sklaven im Matriarchat auch schon Tempeltänzerin gewesen ist.

»Kann man auch ein Tier gewesen sein?«, fragt Matilda.

Das könne man gewesen sein, sagt Sylvester. »Auch ein Hund?«, fragt Matilda.

»Ja, bestimmt auch ein Hund«, sagt Sylvester, »Herrgott«, sagt er und wirft den Pfannenkratzer zurück in die Spüle, denn er will nichts mit Hunden zu tun haben, seit Matilda mit Hunden zu tun hat, insbesondere mit einem Hund hat Matilda zu tun, mit dem Hund, der der größte Hund der Welt ist.

Als Matilda mit dem Hund in Herrn Mohns Geschäft kam, sagte sie: »Das ist er. Der größte Hund der Welt.«

Der größte Hund der Welt ging mir bis knapp unters Knie. »Ein irischer Wolfshund«, sagte Matilda. »Er wächst noch. Wir müssen mit einem Riesen rechnen.«

Der Hund war sehr plötzlich aufgetaucht. Er war geblieben, weil Matilda ihn nicht abschlagen konnte und wahrscheinlich auch nicht abschlagen wollte, insgeheim weil sie findet, der Hund sei nicht nur der größte, sondern auch der schönste der Welt. Sylvester fand das nicht. Ich hatte »geht so« gesagt. Matilda war lange Zeit die Einzige, die den Hund schön fand. Der Hund war das Geschenk von einem, den Matilda mal geliebt hatte und jetzt nicht mehr, und der versuchte, sie mit dem Hundegeschenk zurückzubekommen, was Sylvester das Dämlichste fand, was man sich überhaupt vorstellen könne. Sylvester hat aber keine Vorstellung davon, wie dämlich man wird, wenn man jemanden zurückbekommen will. Sylvester will nie jemanden zurück, Sylvester wird immer nur zurückgewollt. Die Frauen, die Sylvester mal geliebt hat und die ihn zurückwollen, haben Hunde bisher zurückgehalten und stattdessen zu Gesprächen gegriffen, zum Schweigen oder stummen Nicken am Küchentisch oder zu mir.

Der Hund ging mir bis knapp unters Knie, als Matilda mit ihm in das Geschäft kam, und seither haben wir ihn herumgetragen, hinauf in Matildas oder unsere Wohnung und wieder herunter. Insbesondere Sylvester musste ihn tragen, weil der Hund ihm zwar nur bis knapp zur Unterschenkelmitte ging, aber so viel wog wie ein halber erwachsener Mensch. Die Pfoten des Hundes waren untertassengroß, und vor lauter Wachstum musste er halbtags schlafen und durfte keine Treppen steigen, weil die Knochen weich waren. Während der Hund schlief und wuchs, trug Sylvester ihn in den Armen durch Treppenhäuser, Matilda lief hinter ihm her die Treppen hoch und runter und erzählte Sylvester Geschichten, die den Hund interessant machen sollten. Matilda hatte extra für Sylvester englische Gedichte aus dem 13. Jahrhundert übersetzt, in denen der Hund besungen wurde, und sagte sie auf, während Sylvester vor ihr her den schlafenden Hund mit den weichen Knochen trug, *»ein Lamm im Hause / ein Löwe auf der Jagd«*, deklamierte Matilda.

Der Hund wuchs schnell. Als Matilda mit ihm in Herrn Mohns Geschäft kam und hinterher zu uns nach Hause, ging er Sylvester bis knapp zur Unterschenkelmitte, und kurze Zeit später war er über Sylvesters Knie und Matildas und meiner Oberschenkelmitte. Der Hund wuchs nicht als gesamter Hund, sondern abwechselnd an verschiedenen

Stellen. Zuerst wuchsen ihm die Beine, zum Glück alle vier gleich schnell, dann die Ohren, so sehr, dass wir sie ihm auf dem Kopf zusammenbanden, wenn er fraß. Vor lauter Wachstum musste der Hund viel fressen, Matilda schaffte Fleisch in Plastiktüten heran. Sylvester und ich weigerten uns, die Plastiktüten hochzutragen, sie waren blutig und breiig und manchmal noch warm.

Der Hund wuchs immer weiter und beängstigend hoch, aber Matilda sagte: »Damit habe ich gerechnet.«

Sylvester sagte, er sei sich gar nicht mehr sicher, ob das überhaupt ein Hund sei. Ich sagte, meine Eltern hätten mir als Kind das Märchen von Familie Fischl vorgelesen, die plötzlich einen Drachen im Haus hatte, der so groß wurde, dass er irgendwann Familie Fischl samt Haus plus Garage auf dem Rücken trug. Matilda streichelte den großen verstruppten Kopf des Hundes und sagte: »Wachse nur weiter«, unnötigerweise sagte sie das.

Der Hund bellte nie. Sylvester fand das ein weiteres Indiz dafür, dass es überhaupt kein Hund sei. Matilda behauptete, er belle sehr wohl, aber nicht vor Fremden.

Der Hund bewegt sich immer noch langsam und rennt nur, wenn Matilda mit ihm über den Acker läuft. Matilda fährt den Hund jeden Abend zum Acker, ich fahre manchmal mit. Der Hund rennt über den Acker und über angrenzende Äcker, manchmal so weit, dass man ihn kaum noch sehen kann, und es sind diverse Äcker nötig, damit der Hund kleiner wird. Wenn der Hund über die Äcker rennt, kleiner wird und wieder größer, sieht Matilda aus, als dächte sie, dass alles so weitergehen könne.

Der Hund hatte Janosch geheißen, als Matilda damit gewonnen werden sollte, Matilda fand, das gehe nicht, weil man aus Janosch zweimal rauswächst. Matilda war fast doppelt so alt wie zu der Zeit, als sie zum zweiten Mal aus Janosch herauswuchs, und fast doppelt so alt sein reicht nicht zwangsläufig aus für Wiederannäherungen, also hieß der Hund Januar.

Weil Matilda gut im Beteuern ist, war Januar irgendwann der schönste Hund der Welt. Alle fanden das irgendwann, »was für ein schönes Tier«, sagten alle, die Matilda besuchten, »nicht wahr«, sagte Matilda, »nicht wahr«, sagte ich, und Sylvester sagte: »Geht so.«

Matilda schläft jetzt hier. »Willst du ein eigenes Bett?«, habe ich gefragt, überflüssigerweise, denn wer nie woanders schläft, will zumindest ein eigenes Bett, wenn er woanders schläft.

»Was wird aus Januar?«, hat Sylvester gefragt. »Den müssen wir noch holen«, hat Matilda gesagt, »wir« hat sie gesagt, obwohl Januars Knochen längst nicht mehr weich sind, er nirgendwo mehr hingetragen werden muss und außerdem so viel wiegt wie ein ganzer erwachsener Mensch mit Gepäck. Sylvester ist mitgegangen, Januar zu holen, und ich habe überlegt, was aus den Malern werden soll.

Der Hund schläft nicht ein, der Hund fällt um und schläft übergangslos. Er ist vor Sylvesters Bett gefallen, in dem jetzt Matilda liegt. Vielleicht schläft sie noch nicht und guckt an die Decke. An die Decke, an die Sylvesters Frauen gucken, wenn Sylvesters Gesicht nicht in meinem Fenster ist, sondern vielleicht an ihrer Schulter oder sonstwo an ihrem Körper. Matilda guckt an die Decke, an die Sylvesters Frauen gucken, wenn er mit ihnen geschlafen hat oder wenn sie sich fragen, warum er nicht mit ihnen geschlafen hat.

Sylvesters Frauen denken viel über Sylvester nach, wenn sie bei ihm sind, und noch mehr, wenn sie nicht bei ihm sind. Manchmal sitzen sie am Küchentisch und erzählen mir alles, wovon sie glauben, dass Sylvester es denkt, und ich glaube, es ist viel zu viel, von dem sie denken, dass Sylvester es denkt. Sylvesters Frauen erzählen mir Sylvesters Gedanken, weil sie glauben, dass ich mich darin auskenne. Sie fragen mich, ob sie recht haben mit dem, wovon sie denken, dass Sylvester es denkt. Sylvester zu fragen haben sie aufgegeben, weil er nicht antwortet, und ich glaube, sie denken, dass er vor lauter Denken nicht zum Antworten kommt.

Jetzt liegt Matilda in Sylvesters Bett, der Hund davor und Sylvester auf meinen Haaren.

»Du liegst auf meinen Haaren«, sage ich.

Sylvester setzt sich mühsam auf. Sylvester war schon eingeschlafen.

»Warum schläft Matilda hier?«, frage ich. »Keine Ahnung«, sagt Sylvester nach einer Weile, »da sind weit und breit keine Maler.«

Sylvester fällt zurück auf das Kopfkissen. Sylvester hat keine Lust, sich mit mir zu unterhalten, auch nicht über

Matilda, wahrscheinlich, weil ich nicht wissen will, wer ich mal gewesen bin.

Ich schlafe nicht ein, obwohl Sylvester das Licht längst an- und wieder ausgemacht hat. Neben Sylvester nicht einschlafen zu können ist aber immer noch besser, als ohne Sylvester nicht einschlafen zu können. Ohne Sylvester wartet man auf den Schlaf wie auf einen Bus, der heute ausnahmsweise nicht fährt, alle wissen, dass er heute nicht fährt, weil alle Busfahrer streiken, alle haben sich frühzeitig nach anderen Verkehrsmitteln umgesehen, weil sie sich frühzeitig kundig gemacht haben, nur man selbst hat kein Radio gehört und die Tageszeitung nicht gelesen und steht an der Haltestelle, bewegungslos wie ein verschneites Pony, während alle anderen längst da sind, wo sie hinwollten.

Sylvester schläft, Matilda schläft vielleicht nicht und guckt an die Decke. Ich stehe auf, gehe durchs Wohnzimmer und klopfe leise an Sylvesters Tür.

»Komm rein«, sagt Matilda. Sie hat die Jalousien nicht heruntergezogen, es ist ziemlich hell. Januar steht bewegungslos in der Mitte des Zimmers wie ein Couchtisch, bei dem sich jemand vermessen hat. »Hallo«, sagt Matilda. »Hallo«, sage ich.

»Kannst du nicht schlafen?«, fragt Matilda. »Du schläfst ja auch nicht«, sage ich. »Das macht nichts«, sagt Matilda, »damit habe ich gerechnet.«

»Möchtest du irgendwas?«, frage ich. »Nein, danke«, sagt Matilda.

»Soll ich noch mal mit Januar rausgehen?«, frage ich, denn Januar steht immer noch herum. »Nein, danke«, sagt Matilda.

Von Sylvesters Fenster aus sieht man andere Fenster, hinter denen alle schlafen, weil sie ihr Radio gehört und ihre Tageszeitung gelesen haben, und hier schläft nur Sylvester und Januar nicht und Matilda nicht und ich nicht.

»Na gut«, sage ich, »dann schlaf schön, Matilda«, und Matilda sagt: »Schlaf du auch schön, und danke, dass ich hier schlafen kann.«

»Klar«, sage ich und streiche über Januars Kopf. Ich frage mich, ob und wer Januar mal gewesen sein könnte.

»Was ich noch fragen wollte«, sagt Matilda.

»Was denn?«, frage ich.

»Ob ich wohl morgen noch mal hier schlafen kann?«, fragt Matilda.

»Klar«, sage ich.

»Dann ist ja gut«, sagt Matilda.

»Ja«, sage ich.

»Und vielleicht auch übermorgen?«, fragt Matilda.

»Und vielleicht auch übermorgen«, sage ich, »wie du möchtest.«

»Dann ist ja gut«, sagt Matilda.

»Wenn irgendwas ist«, sage ich, »ich bin nebenan, und Sylvester ist auch nebenan.«

»Ich weiß«, sagt Matilda.

Viertes Kapitel

in dem Platzmangel herrscht und Matilda erklärt, wie man nicht mehr über eine Straße kommt. Sylvester isst trotzdem weiter. Ein Cowboy kommt vorbei.

Jetzt ist Winter. Matilda hat sich auf den Winter gefreut, weil Leute in Cafés und im Bus sich mit beschlagenen Brillen freundlicher bewegen. Sie tasten herum, und wenn sie etwas gefunden haben, eine Bushaltestange oder eine Caféstuhllehne, wischen sie sich die Brillen an Schals ab und setzen sie schnell wieder auf, weil sie fürchten, dass jemand, der sie schon oft hier gesehen hat, womöglich ausruft, dass sie ohne Brille viel jünger aussähen, oder eine Bemerkung macht zur tatsächlichen Größe der Augen.

Matilda hat sich auf den Winter gefreut, weil man im Winter auf der Straße sein Gesicht merkt, den Atem der Leute sieht und sonst nicht viel, weil man nicht wie im Sommer mit den Unterarmen an Tischplatten festklebt und stattdessen mit den Schneidezähnen kleine Hautfetzen von den Lippen ziehen kann.

Jetzt sieht Matilda aus, als habe sie nicht bemerkt, dass Winter ist. Wir sitzen im Café gegenüber dem Geschäft, an dem Tisch, auf dem Sylvester diverse Dramen nachgestellt hat, es ist Mittagspause und eine knappe Stunde Zeit. Wir haben die Beine neben dem Tisch übereinander geschlagen, weil Januar sich darunter gelegt hat.

»Ich habe gut geschlafen«, sagte Matilda, als sie heute

morgen aus Sylvesters Zimmer in die Küche kam, obwohl man sehen konnte, dass das nicht stimmte. »Bist du heute in deiner Mittagspause wieder im Café?«, fragte sie, obwohl sie weiß, dass ich in allen Mittagspausen dort bin. »Und Sylvester«, sagte sie, »Sylvester soll auch dabei sein.«

Durch das beschlagene Caféfenster haben Sylvester und ich zugesehen, wie Matilda mit einem Taxi vorgefahren und noch eine Weile darin sitzen geblieben ist. Als sie ausgestiegen war, hupte der Taxifahrer. Matilda drehte sich um, der Taxifahrer winkte lange, und Matilda winkte lange zurück.

Jetzt sitzt Matilda uns gegenüber und sieht aus, als habe jemand anderes sie in ihre Daunenjacke gesteckt, der sie jetzt nicht mehr herausholt. Sie versucht, nicht verfolgt auszusehen. Sie lächelt mich an.

»Du hast da eine Feder in den Haaren«, sagt sie. Ich fahre mir durch die Haare.

Matilda fragt, ob Herr Mohn mir wieder von seiner Empfindlichkeit erzählt habe. »Matilda«, sage ich, »das ist doch völlig egal.«

Matilda sagt nichts mehr und streichelt Januar unter dem Tisch den Kopf. »Kann ich wohl die nächsten Jahre bei euch bleiben?«, fragt sie dann.

»Natürlich«, sage ich.

»Warum eigentlich?«, fragt Sylvester.

»Bist du sicher, dass du nicht verfolgt wirst?«, frage ich, obwohl keiner von uns jemals verfolgt worden ist. Wir werden nicht verfolgt und nicht bedroht, bei uns sind keine Maler, und eigentlich schickt auch nie jemand etwas, das schnell bei uns ankommen muss.

»Ich würde einfach gerne bei euch bleiben«, sagt Matilda. »Aber du schläfst doch nicht gerne woanders«, sagt Sylvester, und Matilda sagt: »Ich bin verrückt geworden.«

»Was?«, fragen wir, denn Matilda hat das ziemlich laut gesagt.

»Gestern um kurz nach fünf«, sagt Matilda.

»Was ist denn passiert?«, fragt Sylvester.

»Eigentlich nicht viel«, sagt Matilda.

Ich überlege mir eine Frage und alles, was nach der Frage kommen könnte, deswegen sage ich nichts und deshalb sagt Matilda: »Es ist aber nicht so schlimm.«

Sylvester erklärt gern etwas, bei Todesfällen beispielsweise oder wenn jemand sagt, dass er in ihn verliebt sei, fängt Sylvester mit Erklärungen an. Jetzt erklärt er, wenn man verrückt sei, könne man nicht behaupten, dass man verrückt sei. Solange Matilda sagen könne, dass sie verrückt sei, »solange du das so herumposaunen kannst«, sagt er, sei sie nicht verrückt. Außerdem habe Matilda ganz offensichtlich Angst vor dem Verrücktsein, und jemand, der sich mit einem ernsthaften Verrücktsein herumschlage, habe keine Angst davor, weil er schon mitten im Verrücktsein drin sei. Zudem, erklärt Sylvester, erscheine Leuten mit ernsthaftem Verrücktsein das Verrücktsein aus irgendeinem verborgenen Grund attraktiv, im Verborgenen, sagt er, erscheine es Leuten mit ernsthaftem Verrücktsein erstrebenswert, sich aus der Realität auszuklinken. Matilda, sagt Sylvester, behaupte erstens von sich, verrückt zu sein, und zweitens sehe sie, wie sie da so sitze in ihrer Daunenjacke und verfolgt und verfroren, nicht aus, als finde sie ein ernsthaftes Verrücktsein auch nur im Allerverborgensten attraktiv, und sei es aus all diesen Gründen nicht. Sylvester sagt das alles, als habe er es schon oft erklärt, wie ein Schularzt, der einem beibringt, wofür man die Schluckimpfung braucht.

Er hat jetzt zu Ende erklärt und schiebt Zucker- und Salzstreuer vor sich her. Ich sage Sylvester nicht, dass er Unrecht hat und ich glaube, man kann auch verrückt sein, wenn man es weiß und unattraktiv findet.

»Was ist denn passiert, außer eigentlich nicht viel?«, frage ich.

Wir beugen uns weit über den Tisch so nahe wie möglich an Matildas Gesicht, und Matilda erzählt, warum sie glaubt, dass sie gestern verrückt geworden sei. Nach zwanzig Minuten greifen wir uns immer wieder in den Nacken, denn Matilda hat noch nie so viel am Stück gesagt. Der Kellner sieht ab und zu herüber. Wir haben die Köpfe zusammengesteckt und sehen aus, als beschreibe Matilda Sylvester und mir ein aufwendiges Weihnachtsgeschenk für jemanden in der Nähe.

Gestern um kurz nach fünf ging Matilda um den Häuserblock, weil sie nicht mehr über die Straße kam. Sie ging immer herum um den Häuserblock gegenüber dem Geschäft, und wenn ich mich ans Schaufenster gestellt und die Zeit ab fünf Uhr nicht mit einer Neulieferung Zebrafinken verbracht hätte oder damit, einen Sittich einzufangen und in einen Karton zu packen und zwei Schleierschwänze zu fischen, wenn ich nicht Bestellungen aufgegeben und gesaugt und versucht hätte, alles nach Tieren zu ordnen, wenn ich nicht unbedingt den blanken Spiegel auf der Personaltoilette hätte blank putzen müssen, hätte ich Matilda und Januar die gegenüberliegende Straße entlanggehen sehen können, wie sie immer in die gleiche Richtung gingen, hinter der einen Ecke verschwanden und hinter der anderen wieder hervorkamen.

Mindestens achtmal müssen sie die Straße entlanggegangen sein. Vielleicht hat der Änderungsschneider sie dabei gesehen, die Apotheker oder die Friseure auf der gegenüberliegenden Seite des Geschäfts. Sie könnten Matilda gesehen und sich natürlich nichts dabei gedacht haben, weil man achtmal hintereinander dieselbe Straße entlanggehen kann, ohne dass jemand sich etwas dabei denkt. Vielleicht wartet die, die wiederholt eine Straße entlanggeht, auf jemanden oder etwas, vielleicht will sie irgendwo nicht zu früh ankommen oder kann sich nicht entscheiden, ob sie die Daunenjacke kürzen, die teure Apothekergesichtscreme kaufen oder die Haare stufen lassen soll. Man kann aus allen möglichen herkömmlichen Gründen die Straße wiederholt entlanglaufen, nur Matilda wusste, dass ein Notfall eingetreten war, der ihr mit Verrücktsein kam und der Unmöglichkeit, über die Straße zu gehen.

Sylvester stellt den Zuckerstreuer auf den Salzstreuer. Es hält nicht. »Was für ein Verrücktsein?«, fragt er. Matilda streichelt unter dem Tisch Januars Kopf, deswegen ist ihr Kopf sehr nahe über der Tischplatte.

»Ein eher plötzliches und eher wahlloses«, sagt Matilda, »eins, das sich nicht ankündigt, das einfach prompt da ist«, sagt sie. Sie sagt das wie ein Tourist, der beklaut worden ist, obwohl er extra keine Kamera um den Hals hatte.

Der Kellner, der denkt, Matilda erzähle Weihnachtsgeschenke, kommt an den Tisch und fragt, ob es noch etwas sein dürfe.

»Nein, danke«, sagen Matilda und ich. »Ja«, sagt Sylvester und bestellt Quarkkeulchen auf Erdbeersoße.

Matilda dachte, sie könne nicht über die Straße gehen, weil vielleicht mitten auf der Straße ein Verrücktsein ausbricht, das wahllos hinter ihr her ist. Vielleicht würde sie mitten auf der Fahrbahn anfangen zu schreien, auf den Boden zu trommeln oder gegen den Kopf, in dem es plötzlich eng wird, und wenn man auf der Fahrbahn richtig loslegt mit Verrücktsein, dachte Matilda, die vorher nicht viel und plötzlich alles über das Verrücktsein wusste, weil ein Verrücktsein, wenn es hinter einem her ist, alle notwendigen Hintergrundinformationen und Verhaltensregeln vorausschickt, wenn man also damit loslegt, dachte Matilda, dann sind davon nicht nur die Fußgänger, sondern auch die Autofahrer betroffen, es würden viele Leute zuschauen, und ein Verrücktsein, dachte Matilda, bricht in der Regel vor einem größtmöglichen Publikum aus, damit Größe und Schwere des Verrücktseins zur bestmöglichen Geltung kommen.

Wenn sie weiter um den Block ginge und nicht über die Straße, dachte Matilda, würde das Verrücktsein sein

Ausbrechen eventuell verschieben, weil ein Publikum nur aus Fußgängern und ein paar vorbeifahrenden Autos nicht das größtmögliche wäre. Wenn Matilda allerdings mitten auf der Fahrbahn sichtlich verrückt würde, wäre ein ganzer Betrieb aufgehalten und ein größtmögliches und außerdem hupendes Publikum leider garantiert.

Je länger sie sich vorstellte, wie die Autofahrer hupen würden und sie selbst über dem Gehupe immer verrückter würde und immer heftiger wahllos gegen alles trommeln würde, umso sicherer war sie, dass es unmöglich war, über die Straße zu gehen, ohne dass das Verrücktsein ausbrechen würde, und man kommt nicht weit, sondern immer wieder an den gleichen Geschäften vorbei, wenn man sich nicht über die Straße traut. Matilda dachte, dass der Änderungsschneider, die Apotheker und Friseure ihr hinterherguckten, dass sie mit einer langsamen Kopfbewegung von rechts nach links, immer wieder von rechts nach links, Matildas merkwürdiges Entlanggehen verfolgten und dabei dachten, dass hier ein Verrücktsein aller Wahrscheinlichkeit nach bald ausbrechen würde. Um den Änderungsschneider, die Apotheker und Friseure nicht beim vermeintlichen Beobachten und Denken sehen zu müssen, guckte Matilda nur nach unten, weshalb sie nicht merkte, dass alle, an deren Geschäften sie vorbeiging, nichts beobachteten oder dachten und wahrscheinlich genügend damit beschäftigt waren, Hosenbünde zu weiten und Wollröcke zu kürzen, Zinksalben und Antiallergika zu verkaufen und damit, Lockenwickler auf- und abzuwickeln und Trockenhaubeneieruhren einzustellen, und dass

Matilda in den geräumigen Köpfen des Änderungsschneiders, der Apotheker und Friseure keine Spur hinterließ. Allerhöchstens stellten sie fest, dass eine Frau mit Hund wiederholt die Straße entlanggeht, und wenn sie sich doch etwas dachten, dann allerhöchstens etwas Herkömmliches wie beispielsweise, dass sie irgendwo lieber später erscheinen möchte, über die Länge ihrer Jacke oder Haare nachdenken muss oder über all das, was man sich nicht mehr kaufen kann, wenn man eine Apothekergesichtscreme kauft. Aber niemand dachte, dass Matilda einen noch unsichtbaren Notfall hat und bei ihr eine Verrücktheit ausbräche, nur Matilda dachte das, und dass alle anderen es denken, dachte sie auch, und daher guckte sie nur nach unten.

»Du willst also sagen«, sagt Sylvester und lächelt dem Kellner entgegen, der mit einem Teller an den Tisch kommt, »dass du plötzlich nicht mehr über die Straße gehen konntest. Einfach so.«

»Ja«, sagt Matilda.

»Danke«, sagt Sylvester zu dem Kellner und fährt mit dem Zeigefinger über den mit Puderzucker bestäubten Tellerrand. »Jeder kann über die Straße gehen«, sagt er.

»Was du nicht sagst«, sagt Matilda und guckt Sylvester an, wie sie noch nie weder Sylvester noch mich noch wahrscheinlich sonst jemanden angeguckt hat.

Während Matilda immer wieder die Straße entlangging, sortierte ich alles nach Tieren und putzte dann den

Spiegel auf der Personaltoilette. Ich putze immer den Spiegel, wenn Herr Mohn aus seinem Büro kommt und bedient, weil die Toilette der einzige Ort ohne Teppich ist und der einzige, an dem keine Stammkundschaft ist. Ich ging in die Personaltoilette, rieb den blanken Spiegel mit Zeitungspapier blank und dachte an Sylvester, der meint, dass das Geräusch, das das Zeitungspapier auf dem Spiegel macht, ungefähr das Geräusch sein muss, das man bei einer gesteigerten Verwirrung im Kopf hat. Ich hatte gesagt, dass es ungefähr das Geräusch eines Meerschweines sein müsse. Sylvester hatte gesagt: »Ich kenne mich besser aus mit Geräuschen.«

Das Telefon hat nicht geklingelt, Herr Mohn hätte es gehört und nach dem ersten Klingeln abgenommen.

»Warum hast du nicht angerufen?«, frage ich.

Matilda hat von uns allen immer am meisten dabei. Sogar eine Klappschere, Büroklammern, Taschentücher mit Menthol und außerdem acht Telefonnummern für den Notfall. Was der Notfall ist, weiß keiner. »Was ist eigentlich ein Notfall, Matilda?«, haben wir oft gefragt. »Keine Ahnung«, hat Matilda gesagt, das sei ja gerade das Unheimliche an einem Notfall, dass man keine Ahnung von ihm habe, dass man nicht wisse, wie groß und schwer er ausfallen und ob er taub, stumm, gelähmt, blind oder verrückt machen würde. Als der Notfall eintrat, Matilda endlich seine Größe und Schwere wusste und dass er ihr weder mit Lähmung noch Blindheit, sondern mit Verrücktsein käme, hat sie niemanden angerufen.

»Ich habe nicht angerufen, weil ich nicht stehen bleiben konnte«, sagt Matilda.

Matilda hat kein Handy und muss zum Telefonieren stehenbleiben. Matilda dachte nicht nur, dass das Verrücktsein, mit dem der Notfall ihr gekommen war, vor allem dann ausbräche, wenn man ein größtmögliches Publikum hat, das hupt, sondern auch beim Stehenbleiben. Solange man geht, und zwar nicht über eine Straße, dachte Matilda, kann man weniger leicht umfallen, und deshalb blieb Matilda nicht stehen, auch nicht, um auf Januar zu warten, der von dem Notfall nicht befallen war und daher ab und zu stehen bleiben konnte. Matilda ging, als dächte sie, wenn sie stehen bliebe, würde das Verrücktsein von hinten in sie hineinrennen.

Während ich in der Personaltoilette den Spiegel polierte, kamen Matilda die Tränen, weil es anstrengend ist, sich in einem Notfall zu befinden, der ein Verrücktsein bei einem unterbringen will und in dem man sich nicht über die Straße und nicht stehen zu bleiben trauen darf.

Matilda merkte nicht, dass keiner merkte, dass ihr die Tränen kamen, und kam, weil man in einem Notfall nicht auf Fragen oder Beweise kommt, nicht zu dem Schluss, dass die Leute auf der Straße, der Änderungsschneider, die Apotheker und die Friseure nicht merken, dass einem die Tränen kommen, auch nicht, dass es einem eng im Kopf wird, Matilda merkte nicht, dass es glücklicherweise sogar knalleng werden kann, ohne dass jemand von seinem Saum, Antiallergikum oder Wickler aufguckt. Während

Matilda nach unten guckte, dachte sie, dass sie nicht weit kommt, wenn sie über keine Straße geht, und es wurde schon dunkel, weil jetzt Winter war, der Winter, auf den Matilda sich eigentlich gefreut hatte, auch wenn sie sich jetzt nicht mehr daran erinnerte, dass sie sich darauf oder überhaupt jemals auf irgendwas gefreut hatte.

Immerhin dachte Matilda, dass es dunkel wird und sie nicht weit kommt, wenn sie nicht über eine Straße geht, weil man immer über eine Straße muss, wenn man irgendwo hin will, und je heftiger sie daran dachte, wie normal es ist, über eine Straße zu müssen und zu können und wie viele Leute um sie herum es ihr vormachten, ohne überhaupt darüber nachzudenken, ohne zu denken: »Ich gehe über eine Straße«, während sie es taten, umso mehr musste Matilda versuchen, nicht in Tränen auszubrechen.

Man ist bereits verrückt, wenn man sich nicht über eine Straße traut, aus Angst, verrückt zu werden, dachte Matilda, man ist bereits verrückt, auch wenn das Verrücktsein noch nicht in einen hineingerannt und wieder aus einem ausgebrochen ist. Es ist bereits bei einem untergebracht und so gut wie ausgebrochen, wenn man Angst vor dem Ausbrechen hat, wenn man wegen der vorausgeschickten Hintergrundinformationen und Verhaltensregeln des Verrücktseins das, was man können muss und immer konnte und was alle anderen immer noch können, plötzlich unter keinen Umständen mehr kann. Wenn sich im Kopf alles um die Hintergrundinformationen und Verhaltensregeln zusammengezogen hat, dachte Matilda, dann ist man bereits verrückt und das Ausbrechen nur noch eine Frage der Zeit.

Sylvester ordnet die letzten Quarkkeulchenstücke auf seinem Teller. Er hat sehr langsam gegessen und den Teller nahe an Matilda herangeschoben, um gleichzeitig zuhören und Quarkkeulchen essen zu können.

»Verstehe ich nicht«, sagt er.

»Ich auch nicht«, sage ich.

Matilda guckt auf Sylvesters Teller. »Ich auch nicht«, sagt sie.

»Und wie bist du nach Hause gekommen?«, fragt Sylvester.

»Mit dem Taxi«, sagt Matilda und bestellt Wasser, sie trinkt neuerdings viel Wasser, weil sie gehört hat, dass man in Ohnmacht fällt, wenn man zu wenig trinkt.

Als Matilda zum ungefähr achten Mal die Straße entlanggging, es dunkel geworden war und Matilda glaubte, dass, wenn es so weiterginge, sie die ganze Nacht damit verbringen würde, nicht weiterzukommen, fragte jemand, »wie heißt du denn?«

Viele Männer fragen Januar, wie er heißt, sie versuchen über Januar herauszufinden, wie Matilda heißt.

»Er heißt Januar«, sagte Matilda und wunderte sich, dass trotz des Platzmangels noch Platz genug war, um zu wissen, dass Januar Januar war.

»Aha«, sagte der Mann.

Matilda merkte, dass man in Notfällen stehen bleiben

kann, wenn man angesprochen wird und der, der einen anspricht, weit und breit nichts von einem Notfall sieht, obwohl der Notfall direkt vor ihm steht.

»Entschuldigung, haben Sie zufällig ein Handy?«, fragte Matilda. »Sicher«, sagte der Mann. »Könnten Sie mir ein Taxi rufen, mir ist irgendwie nicht ganz wohl«, sagte Matilda.

Der Mann rief ein Taxi, steckte die Finger in die Vordertaschen seiner Jeans und blieb unschlüssig neben Matilda stehen.

Matilda fand, man kann in solchen Notfällen umso besser stehen bleiben, wenn man den, der einen angesprochen hat und neben einem steht, auf etwas hinweist, das weder groß noch schwer und eher herkömmlich ist.

»Sie haben schöne Augenbrauen«, sagte Matilda.

»Wie bitte?«, fragte der Mann, der Matilda verstehen wollte und nicht nur nicken und so tun, als hätte er sie verstanden. »Schöne Augenbrauen haben Sie«, sagte Matilda.

»Wirklich?«, fragte der Mann.

»Ja«, sagte Matilda.

Matilda erzählte dem Mann von seinen Augenbrauen, bis das Taxi kam. Als das Taxi kam, fragte er: »Wieso ist Ihnen eigentlich nicht gut?«, und Matilda sagte: »Ich habe einfach schlecht geschlafen.«

Vor dem Café fährt ein Jeep mit Treckerreifen vorbei, auf der Motorhaube prangt ein riesiges Büffelkopfskelett mit geschwungenen Hörnern. Auf dem Dach ist ein Lautsprecher, aus dem ein Lied von, glaube ich, Johnny Cash kommt. Aus dem Beifahrerfenster lehnt sich ein Mann mit schwarz-weißem kuhfellbezogenem Cowboyhut und redet in ein Megaphon.

»Ich bin verrückt geworden«, sagt Matilda.

Ich denke an den Hausarzt von Herrn Mohn, der meint, dass das Psychische von selber abklinge, und an meine Mutter, die meint, dass etwas erst spannend und packend ist, wenn es ins Psychische spielt. Ich überlege, ob es reicht, wenn Sylvester und ich in der Nähe bleiben, oder ob es an der Zeit ist, etwas zu unternehmen und Beziehungen spielen zu lassen, weil sich das Psychische ohne Unternehmungen ausbreitet, bis alles um einen herum nur noch aus Psychischem besteht, das alles andere als abklingt. Ich gucke auf den Salzstreuer auf dem Tisch, bis sich die Reiskörner darin bewegen wie Mehlwürmer.

Der Jeep biegt um die Ecke und kommt hinter der anderen wieder heraus. Der Jeep fährt mit Lautsprecher und Megaphon viermal um den Häuserblock. Sylvester lächelt. Der Jeep parkt. Der Beifahrer kurbelt die Fensterscheibe hoch und steigt aus. Er kommt ins Café, putzt seine Brille am Jackenärmel ab, schnippt seinen gescheckten Hut aus der Stirn und verteilt Postkarten auf den Tischen.

»Hi«, sagt er.

»Hi«, sagen wir.

Auf den Postkarten ist ein Cowboy mit Lasso, der auf einem Stier sitzt. Darunter steht: »Bullriding elektromechanisch.«

»Neunzehn Uhr, Gemeindehaus«, sagt der mit Cowboyhut, »jeder reitet umsonst und bis er runterfällt.«

»Gut«, sagen wir.

»Bis dann«, sagt der Mann mit Cowboyhut, geht aus dem Café, setzt sich in den Jeep und kurbelt die Scheibe wieder herunter.

»Willst du zu einem Arzt?«, fragt Sylvester. »Noch nicht«, sagt Matilda. »Aber wenn man nicht mehr über die Straße kommt, sollte man etwas unternehmen«, sagt Sylvester.

»Vielleicht erst mal nicht«, sagt Matilda. »Aber ich würde trotzdem ungern alleine sein.«

»Genau«, sage ich. Vielleicht muss tatsächlich in nächster Zeit nichts unternommen werden. Vielleicht klingt tatsächlich alles von selber ab, wenn man nicht alleine ist.

»Ich brauche noch ein paar Sachen aus meiner Wohnung«, sagt Matilda. »Die holen wir gleich«, sagt Sylvester. Ich gucke auf die Uhr, die Mittagspause ist seit zwanzig Minuten vorbei.

»Ich glaube, ich muss jetzt gehen«, sage ich.

»Gut«, sagt Matilda.

»Wir machen einen Plan«, sagt Sylvester.

Er holt einen Stift und Papier aus seiner Tasche. »November«, schreibt er und darunter eine Zahl auf jede Linie.

Damit es nicht so lange still ist, fange ich an mit Beteuerungen, in denen niemand so gut ist wie Matilda. »Du musst überhaupt nicht mehr alleine sein«, sage ich. »Und du kannst uns immer auf irgendwas hinweisen.«

Ich zahle einen Milchkaffee, den ich nicht getrunken habe und der eingefallen auf dem Tisch steht. »Bis später«, sage ich. »Tschüss«, sagt Sylvester.

Vor dem Café ist der Winter, an dem Matilda vorbeigelaufen ist. Sie sitzt am Tisch, hat den Kopf in die Hände gestützt und guckt auf die Haarwirbel auf Sylvesters Kopf, der über ein Papier mit einer Zahlenreihe gebeugt ist. Sylvester macht einen Plan. Januar liegt unter dem Tisch, bewegungslos, und guckt in meine Richtung.

Fünftes Kapitel

in dem es nachts klopft und dann doch besser etwas unternommen wird. Leider gibt es dabei Probleme mit der Allgemeinbildung. Die Erzählerin findet Gefallen an der Entschlossenheit, und Sylvester muss genäht werden.

Sylvesters Plan hat keine Lücken. Damit Matilda stehen bleiben und kein Verrücktsein in sie hineinrennen kann, damit es in Matildas Kopf geräumig bleibt, hat Sylvester dafür gesorgt, dass sie keine einzige Stunde allein ist.

»Ich weiß nicht«, sagt Matilda.

»Das wird schon gehen«, sagt Sylvester.

Sylvesters Plan sieht eine Krankheit vor. Eine Krankheit, deren Ende nicht gut abzusehen ist, die unsichtbar, nicht dramatisch und nicht nachhaltig ist.

»Lebensmittelvergiftung«, sagt Matilda. »Zu dramatisch«, sagt Sylvester, »und zu kurzfristig.«

Wegen der Stammkundschaft fallen mir nur nachhaltige Krankheiten ein. »Mittelohrentzündung«, sagt Sylvester. »Mittelohrentzündung haben nur Neugeborene«, sage ich, »und dazu müsstest du eine Gleichgewichtsstörung vortäuschen können.«

»Passt doch«, sagt Sylvester.

»Pfeiffersches Drüsenfieber«, schlägt Matilda vor. »Dafür braucht man Bettruhe«, sagt Sylvester und schreibt »ohne Bettruhe« auf den Plan.

Schließlich kriegt Matilda das Reincke-Ödem, weil mein Vater das einmal hatte. Ich rufe Matildas Professor an.

»Leider«, sage ich dem Professor, »hat Matilda das Reincke-Ödem.«

»Was ist das denn?«, fragt der Professor. »Beim Reincke-Ödem«, erkläre ich, »hat man winzige Knoten auf den Stimmbändern und darf nur so wenig wie möglich reden. Am besten gar nicht mehr«, sage ich.

Sylvester schreibt etwas auf einen Zettel und hält ihn mir vor das Gesicht. »Besorgter klingen«, steht darauf.

»Wie lange dauert denn so etwas?«, fragt der Professor. »Mindestens zwei Wochen«, sage ich, »aber genau absehbar ist so etwas nicht.«

»Dann meine besten Wünsche«, sagt der Professor, »herzlichen Dank«, sage ich und lege auf.

»Das wäre geschafft«, sage ich. Matilda lächelt. »Und jetzt?«, fragt sie.

»Jetzt wirst du eben immer mitgenommen«, sagt Sylvester.

Von da an wird Matilda immer mitgenommen. Ich nehme sie mit in das Geschäft, wo sie dann auf einem Klapphocker vor den Aquarien sitzt. »Ist dir nicht langweilig«, frage ich. »Nein«, sagt Matilda.

»Warum sitzt die Kundin vor den Aquarien?«, fragt mich Herr Mohn in seinem Büro. »Sie macht eine Studie«, sage ich.

Sylvester nimmt Matilda mit ins Tonstudio. Matilda setzt sich neben Sylvester an ein riesiges Mischpult, an dem Sylvester hantiert, als sei er ein Pilot in Turbulenzen. Vor dem Pult ist eine Scheibe, dahinter ein Raum mit einem

Tisch, an dem Schauspieler sitzen und ihre Rollen in ein Mikrofon sprechen, eine Sandkiste, ein Kiesweg und eine Treppe, die halb aus Holz und halb aus Stein ist, die Praktikanten entschlossen oder schwerfällig auf und ab gehen, wenn beispielsweise ein Hörspielkommissar oder Hörspielmörder entschlossen oder schwerfällig eine Stein- oder Holztreppe auf und ab geht. Sylvester erstellt Geräusche, und als ich ihm zusah, erstellte er Kaminknistern. Sylvester legte zerknülltes Papier in ein Orangennetz und stocherte mit einem Spazierstock darin herum. »Das soll Kaminknistern sein?«, fragte ich. »Später schon«, sagte Sylvester. »Warum nimmst du nicht einfach ein echtes Kaminknistern auf?«, fragte ich. »Weil echtes Kaminknistern nicht nach Kaminknistern klingt«, sagte Sylvester.

Matilda sitzt dreimal in der Woche fünf Stunden lang mit Sylvester im Tonstudio und guckt auf die grünen Blitze, die man auf dem Monitor sieht, wenn die Schauspieler sprechen. »Ist dir nicht langweilig?«, fragt Sylvester. »Nein«, sagt Matilda.

Dass Matilda jeden Abend in unserer Küche sitzt, ist nicht auffällig, weil Matilda sowieso sehr oft in unserer Küche sitzt. Aber jetzt ist es plötzlich still, wenn wir dort sitzen, vor allem, weil Matilda keine Wahl hat und in der Küche sitzen muss. Es ist plötzlich still, weil Matilda vor lauter Dankbarkeit still ist und wir plötzlich nicht mehr wissen, was wir in der Küche reden sollen.

»Es ist wirklich überhaupt nicht schlimm«, sage ich.

»Es ist schön, dass du da bist«, sagt Sylvester.

Wir gucken auf dem Tisch und in der Küche herum. Es gibt nichts mehr zu tun, weil Matilda immer schon gespült hat.

Es klopft. Vor der Tür steht die Nachbarin, die Sylvester auf meinem Geburtstagsfest geküsst hat. »Eigentlich geht das nicht mit dem Hund im Haus«, sagt sie.

»Komm doch rein«, sage ich.

Die Nachbarin setzt sich mit Sylvester in die Küche, ich gehe mit Matilda in Sylvesters Zimmer. Später erzählt Sylvester, er habe eine Flasche Wein geöffnet und der Nachbarin erzählt, dass Januar vor siebenhundertneunzig Jahren besungen worden sei, als ein Lamm im Hause. Er hat eine ganze Biografie von Januar erfunden, in der Januar viel älter und tapferer ist als in Wirklichkeit, und dann hat er die Nachbarin eine halbe Stunde lang geküsst. Vielleicht hätte es gereicht, die Nachbarin nur zu küssen, statt außerdem eine Biografie zu erfinden, die älter und tapferer ist als Januar, vielleicht hat die Nachbarin nur gesagt, dass das mit dem Hund eigentlich nicht gehe, um möglichst schnell wieder und möglichst lange von Sylvester geküsst zu werden.

Als die Nachbarin gegangen ist, gehen Matilda und ich zurück in die Küche. Sylvester lächelt uns an und öffnet eine zweite Flasche Wein. Sylvester trinkt schnell.

»Ich habe eine Idee«, sagt er. »Ich habe den Plan erweitert.«

Matilda und ich setzen uns hin. Sylvester gießt Wein in das Glas der Nachbarin. »Nein danke«, sagt Matilda, und Sylvester stellt das Glas vor mich hin.

Sylvesters Plan sieht neuerdings eine Übung vor, weil er glaubt, eine Übung sei das Mindeste, was man in nächster Zeit unternehmen müsse. Er erklärt, dass seine Großmutter, nachdem sie vom Pferd gefallen war, sofort wieder rauf aufs Pferd gemusst hätte, damit sich nichts einnisten konnte, und er erzählt das, als sei er der Einzige mit einer Verwandten, die irgendwo heruntergefallen und gleich wieder hinaufgeklettert ist. Ich glaube, dass alle Geschichten, in denen Verwandte sofort wieder irgendwo hinaufgeklettert sind, damit sich nichts einnistet, allesamt verkürzt erzählt werden, damit der Rest der Verwandtschaft ein Beispiel hat. Die Verwandten, die heruntergefallen sind und bei denen sich nichts einnisten konnte, sind immer alle schon tot, weil tote Verwandte die leuchtenderen Beispiele sind.

»Und was hat das mit Matilda zu tun?«, frage ich.

Damit sich bei Matilda nichts einniste, erklärt Sylvester, müsse sie auf die Straße, nur kurz und allein.

»Dafür musst du allerdings präpariert werden«, sagt er, »du musst dich auf etwas konzentrieren, das dich beruhigt.«

Ich frage mich, ob diese Idee von dem Medium stammt.

»Du musst dich zum Beispiel auf ein Wort konzentrieren, ein ganz normales Wort«, sagt Sylvester, »ein Wort, das überhaupt nichts mit Notfällen zu tun hat.«

»Meinst du?«, fragt Matilda.

»Was denn für Worte?«, frage ich.

»Worte, die mit Verrücktsein nichts zu tun haben«, sagt Sylvester. »Kiesel zum Beispiel. Oder Binnengewässer.«

»Binnengewässer«, sagt Matilda.

Ich fülle das Glas der Nachbarin auf. Der Wein ist süß und ein Geburtstagsgeschenk von jemandem, den ich noch nie gesehen hatte.

Matilda trinkt ihr Wasser aus und lächelt.

»Mosaikfadenfisch«, sage ich. »Na ja«, sagt Sylvester.

»Nistmaterial«, sage ich. »Schon besser«, sagt Sylvester.

»Nasivin«, sage ich. »Zum Beispiel«, sagt Sylvester.

»Flusen«, sage ich. »Zum Beispiel«, sagt Sylvester.

»Am besten, wir machen eine Liste, die Matilda dann mitnehmen kann«, sage ich, und Sylvester holt Stift und Papier.

»Komische Idee«, sagt Matilda, als Sylvester in sein Zimmer geht.

»Aber schadet vielleicht nicht«, sage ich.

Sylvester trinkt den Wein aus, Matilda trinkt Wasser, und zusammen erstellen wir eine Liste mit Wörtern, die nichts mit Notfällen zu tun haben.

»Kiesel, Binnengewässer, Mosaikfadenfisch, Nasivin, Flusen, Nistmaterial«, schreibt Sylvester.

»Valparaiso«, sagt Matilda.

»Das klingt gut«, sage ich.

»Das klingt viel zu dramatisch«, sagt Sylvester.

»Ich dachte, das soll eine Liste für Matilda sein«, sage ich.

»Es klingt trotzdem zu dramatisch«, sagt Sylvester.

»Pinguin«, sagt Matilda.

»Viel besser«, sagt Sylvester.

»Knolle«, sage ich, »und Jojobaöl.«

»Knolle«, sagt Sylvester, »Knolle, Jojobaöl und Zahnseide.«

»Prodomo und Schalenkoffer«, sage ich. »Prodomo ist viel zu vornehm«, sagt Sylvester und lässt es weg. »Aber Mulde vielleicht«, sagt Matilda.

»Sehr gut«, sagt Sylvester, »Mulde ist sehr gut.«

»Sitzgarnitur«, sage ich. »Genau«, sagt Sylvester, »und das reicht dann jetzt mal.«

Matilda zieht ihre Jacke an. »Jetzt muss ich wohl los«, sagt sie. »Einmal um den Häuserblock«, sagt Sylvester, »das ist ja nicht weit.«

Matilda faltet die Liste zusammen und dann wieder auseinander. »Bis gleich«, sage ich und bringe Matilda zur Tür. »Es ist ja nicht weit«, sagt sie.

Sylvester sitzt am Küchentisch und stützt den Kopf in die Hände. »Komische Idee«, sage ich. »Schadet aber nicht«, sagt Sylvester.

Ich reiße eine Tüte Trockenfutter auf, setze mich auf den Boden und halte Januar zwei Hände voll Futter hin. »Nasivin«, sage ich zu Januar, »Mulde, Pinguin, Valparaiso, Knolle, Sitzgarnitur.«

Bevor Januar mit der ersten Hand fertig ist, ist Matilda wieder da.

Sie ist bleich. »Es geht nicht«, sagt sie, »es tut mir leid, es geht einfach nicht.«

Matilda ist drei Häuser weiter wieder umgekehrt, weil sie Angst hatte, das Verrücktsein könne wieder versuchen, in sie hineinzurennen, sobald sie allein bis zur Ecke geht, und wenn man Angst vor dem Verrücktsein hat, ist man es bereits, und alles, was das mit sich bringt, ist dann nur noch eine Frage der Zeit.

»Macht doch nichts«, sage ich, »es war doch nur ein allererster Versuch.«

»Es geht einfach nicht«, sagt Matilda.

»Es wird schon wieder gehen«, sagen wir.

Wir sagen das tagsüber und abends. Aber nachts, wenn Sylvesters und mein Gesicht sich in meinem Fenster spiegeln, Sylvester auf meinen Haaren liegt und ich ihn dort liegen lasse, bis ich mich auf die Seite drehen und Sylvester seinen Kopf heben muss, sagt Sylvester: »Ich weiß nicht.«

»Ich weiß auch nicht«, sage ich.

»Was hat sie eigentlich genau?«, fragt Sylvester.

Wir wissen nicht, was Matilda hat. Alles, was wir wissen, ist, dass sie aus Angst vor einem angeblich wahllosen Verrücktsein nicht mehr über die Straße kommt und nicht mehr allein sein kann, weil sie meint, dass das Verrücktsein vor allem auf der Straße, aber ebenso gut in der Wohnung in sie hineinrennen kann.

»Verrücktsein ist aber nie wahllos«, sagt Sylvester, und dass Matildas Angst vor Straßen bestimmt irgendetwas mit einem früheren Leben zu tun habe.

»Ich weiß nicht«, sage ich. Selbst wenn Sylvester Recht hat, würde es viel zu lange dauern, bis man das Leben findet, das dazu geführt hat, dass Matilda sich nicht mehr über Straßen traut. Frühere Leben sind ein nicht eingrenzbarer Bereich, und jemand, der Angst vor einem Verrücktsein hat, braucht einen überschaubaren Bereich.

»Was für einen überschaubaren Bereich?«, fragt Sylvester. »Matildas akutes Leben natürlich«, sage ich.

Wir überlegen, was in Matildas überschaubarem Leben dazu geführt haben könnte, dass sie nicht mehr über die Straße kann.

»Sie traut sich ja nicht nur nicht über die Straße«, sagt Sylvester, »sie traut sich ja überhaupt nichts mehr.«

»Was traust du dich noch, Matilda?«, haben wir gefragt, und Matilda hat gesagt: »Nichts.« Sie geht nicht mehr alleine aus dem Haus, seit sie nicht über die Straße gekommen ist, und wenn keiner sie begleiten kann, fährt Matilda den Weg vom Tonstudio bis zum Geschäft mit dem Taxi. Die Fahrt kostet fünf Euro vierzig, und während der Fahrt weist Matilda die Taxifahrer auf etwas hin, das nichts mit einem Notfall zu tun hat, auf den Geruch des Duftbäumchens am Rückspiegel, auf das Lied im Radio, auf Augenbrauen oder auf die gestresste Stimme der Zentrale. Die Taxifahrer lassen sich gern von Matilda auf etwas hinweisen, und weil Matilda gut im Zuhören ist, fangen sie schnell an mit allem, was im Leben ersetzt werden müsste. Nach fünf Euro vierzig sind sie damit nicht fertig, weswegen Matilda noch ein paar Minuten im Auto sitzen bleibt, die Taxifahrer ihre Taxameter ausschalten und anschließend winken. Matilda dreht sich um und winkt zurück.

Wir überlegen, was dazu führen kann, dass man sich plötzlich überhaupt nichts mehr traut. Wir betrachten unsere Gesichter im Fenster.

»Keine Ahnung«, sagt Sylvester, weil er viel und schnell getrunken hat.

»Eine unglückliche Liebe«, schlage ich vor. Matilda hat keine akute unglückliche Liebe, aber womöglich eine, die verschleppt ist und von der sie schweigt.

»Es muss ja nicht immer alles mit Liebe zu tun haben«, sagt Sylvester ins Fenster, als finde er, dass ich finde, dass alles immer mit Liebe zu tun habe.

»Aber eine verschleppte verschwiegene Liebe im akuten Leben kann sehr gut dazu führen, dass man sich nichts mehr traut«, sage ich.

Sylvester lächelt. »Da haben wir ja noch mal Glück gehabt«, sagt er.

Sylvester und ich haben Glück gehabt, weil wir problemlos davongekommen sind. Nach Sylvester und mir gab es keine entsetzlichen Briefe oder stummes Nicken am Küchentisch und keine Lieder, die man unter keinen Umständen mehr hören durfte. Sylvester und ich sind davongekommen, ohne dass hinterher etwas vom einen am anderen hängen geblieben und nicht mehr abgegangen wäre, etwas, das der eine jetzt vermissen oder ausdrücklich nicht vermissen müsste. Wir haben Glück gehabt, weil hinterher keiner nichts mehr essen konnte und keine leuchtenden Verwandten angeführt werden mussten, deren Geschichte bestätigte, dass auch das vorbeigehen würde, weil es hinterher nichts gab, das einfach nicht vorbeigehen oder mit dem Vorbeigehen einfach nicht aufhören wollte. Wir wollten beide vollständig davonkommen, alle Lieder unter allen Umständen hören dürfen, und wir wollten nichts, das verschleppt oder vom anderen nicht mehr abgehen und hinterher leuchtende Beispiele erfordern würde. Weil man solche Dinge sicherheitshalber vorher weiß, wenn man hinterher problemlos und vollständig davonkommen will, hat Sylvester bereits gewusst, dass ich nicht die bin, von der alle reden, und habe ich bereits gewusst, dass Sylvester nicht der ist, von dem alle reden, als wir uns geküsst und miteinander geschlafen haben. Zusammen haben wir gewusst, dass es hinterher keine Verschleppung oder sonstige Komplikation mit dem Vorbeigehen geben sollte. Jetzt sehen wir uns in meinem Fenster, bis Sylvester das Licht ausmacht.

»Du drehst dich«, sagt Sylvester und zeigt auf mein Gesicht im Fenster. »Du bist betrunken«, sage ich.

»Schaffen wir das denn?«, fragt Sylvester nach einer Weile, »meinst du, es reicht, wenn wir Matilda planmäßig nicht alleine lassen?«

»Ich weiß nicht«, sage ich, »wahrscheinlich schon. Klar. Klar reicht das. Du liegst auf meinen Haaren«, sage ich, und Sylvester hebt den Kopf. Ich setze mich hin und gucke Sylvesters Gesicht auf dem Kopfkissen an.

»Oder was meinst du?«, frage ich.

Es klopft. »Ja«, sagt Sylvester.

Matilda und Januar kommen rein, Matilda setzt sich auf

den Bettrand. Matilda zittert. Sie ist vollständig angezogen, ihre Daunenjacke ist bis unters Kinn zugezogen. Matilda hat eine Mütze auf.

»Es geht nicht«, sagt sie, »ich habe solche Angst«, sagt sie.

»Wovor denn bloß?«, fragt Sylvester.

»Verrückt zu werden«, sagt Matilda, »so richtig, meine ich«, und fängt an zu weinen und hört schnell wieder auf, aber mit dem Zittern hört sie nicht mehr auf.

»Es muss etwas unternommen werden«, sagt Sylvester.

»Ja«, sage ich.

»Ich glaube schon«, sagt Matilda.

»Aber was denn?«, frage ich, weil es drei Uhr früh ist.

»Wir fahren in die Notaufnahme«, sagt Sylvester, »ins Krankenhaus, oder hast du eine bessere Idee?«

Matilda guckt auf ihr Taschentuch. »Ich kann aber nicht mehr fahren«, sagt Sylvester. Er guckt mich an, ich zucke mit den Schultern. Sylvester streichelt Matilda über die Mütze, »und du«, fragt er, »meinst du, du kannst noch fahren?«

Matilda guckt immer noch auf ihr Taschentuch. »Es wird schon gehen«, sagt sie.

Ich glaube, solange man noch fahren kann, ist das Verrücktsein noch ein Stück weit weg, bestenfalls so weit weg wie die Notaufnahme. »Mach dir keine Sorgen«, sage ich.

Wir ziehen uns an. Ich überlege, ob man sich für diese Notaufnahme die Haare kämmen sollte, oder ob man schneller drankommt, wenn man sich die Haare nicht gekämmt hat. Sylvester findet seine Hose nicht.

»Da ist sie«, sagt Matilda und zeigt auf Januar, der auf Sylvesters Hose steht, als habe er sie erlegt. Sylvester zieht seine Hose unter Januar hervor, Matilda und ich sitzen auf der Bettkante, ich streichle mit dem Zeigefinger über Matildas Fingerknöchel. Sylvester knöpft sich den Hosenschlitz zu. »Los«, sagt er.

Matildas Auto ist rund und grün und sieht aus, als wäre es vor einem Supermarkt installiert, als könne man zehn Cent hineinwerfen, Prustgeräusche machen und so tun, als würde man fahren. Ich setze mich neben Matilda auf den Beifahrersitz, Sylvester setzt sich mit Januar nach hinten.

Matilda fährt, sieht verfolgt aus und versucht, nicht zu weinen, erstens, weil sie fährt, und zweitens, weil Matilda bis eben noch nie vor anderen geweint hat. Auf der Bettkante hat Matilda geweint, als wäre Weinen wie Nasenbluten, etwas, auf das einen andere hinweisen müssen, das man selbst nicht merkt. Wenn Matilda weint, bleibt ihr Gesicht unverändert, es wird nur nass.

Matilda guckt geradeaus. An ihrem Profil ziehen Häuser mit Leuten darin vorbei, die schlafen oder absichtlich wach sind, weil sie an etwas arbeiten, das schnell bei jemandem ankommen muss. Kneipen, Supermärkte, Kioske und beleuchtete Bushaltestellen, in denen niemand ist, einer, der noch mal mit dem Hund geht, und einer, der irgendwo herausgeschmissen worden ist. Das Geschäft, das ich in sechs Stunden aufschließen muss, in dem ich wieder vergessen habe, die Leuchtschrift einzuschalten, eine, die irgendwo zu früh ankommen möchte, zwei vor einem

Stromkasten, die sich küssen, als hätte es gerade zum ersten Mal beinahe angefangen mit dem Vorbeigehen.

Matilda fährt und guckt starr geradeaus, Sylvester schläft, Januar guckt auch starr geradeaus. Ich denke daran, dass man in unsichtbaren Notfällen jemanden braucht, der einen anspricht, aber ich weiß nicht, ob das jetzt noch wirkt. Ich versuche trotzdem, mir etwas einfallen zu lassen, das Matilda beruhigen könnte, ich überlege eine Frage, die mit Notfällen und Notaufnahme nichts zu tun hat.

»Ob ich mir wohl die Augenbrauen zupfen sollte?«, frage ich.

Matilda lächelt. »Unbedingt«, sagt sie.

»Aber es tut bestimmt weh«, sage ich.

»Kaum«, sagt Matilda.

»Leute, die sich die Augenbrauen zupfen, sehen immer irgendwie erstaunt aus«, finde ich.

»Kommt darauf an«, sagt Matilda, »wie gut man im Zupfen ist.«

»Bis du gut im Zupfen?«, frage ich.

»Geht so«, sagt Matilda.

»Sind eigentlich deine Augenbrauen gezupft?«, frage ich.

Matilda nickt.

»Das sieht man gar nicht«, sage ich, »sie sehen aus, als hätten sie einen ganz natürlichen Schwung.«

»Danke«, sagt Matilda und versucht wieder zu lächeln. Sie fährt sich vorsichtig mit der Zeigefingerspitze über das Unterlid wie jemand, der wegen der Wimperntusche nicht weinen darf, aber Matilda hat keine Wimperntusche.

»Als ich auf die Welt kam«, erzähle ich, »wuchsen meine Augenbrauen quer über die Schläfen bis in die Haare hinein. Ich hatte einen Haarkranz rund um den Kopf. Die Hebamme hat zu meiner Mutter gesagt, durchgehende Augenbrauen zeugen von einem schlechten Charakter.«

»Blödsinn«, sagt Matilda. »Was für eine bescheuerte Hebamme«, sagt sie, weil Matilda immer gut im Beteuern ist, egal, was hinter ihr her ist. Sie stellt Vermutungen über die Hebamme an, und ich nicke. Vielleicht ist es gut, wenn Matilda vor sich hin beteuern kann, bis wir in der Notaufnahme sind.

Dann ist es wieder still. Matilda schaltet einen Gang hoch, und ihre Hände zittern. Sie sitzt sehr gerade mit durchgedrückten Armen, als müsse sie das Lenkrad von sich fernhalten.

»Ob wohl Sylvester sich die Augenbrauen zupfen sollte?«, frage ich. »Ich weiß auch nicht«, sagt Matilda, hält an einer Bushaltestelle und sagt: »Es tut mir leid.«

Ich überlege, ob ich Matilda mit Pinguinen oder Sitzgarnitur kommen soll, aber Matilda sieht sehr mutlos aus, und bis hierher war ich nicht gut in Sachen, die nichts mit einem Notfall zu tun haben.

»Sylvester?«, frage ich. Sylvester hebt den Kopf und beugt sich zwischen den Kopfstützen nach vorn.

»Kannst du vielleicht doch fahren?«, fragt Matilda.

»Ich muss ja wohl«, sagt Sylvester. Matilda setzt sich nach hinten neben Januar, Sylvester setzt sich nach vorne neben mich und seufzt.

Er fragt, ob ich irgendwann meinen Führerschein machen werde, »gedenkst du das eigentlich«, fragt er. »Ich finde, das gehört zur Allgemeinbildung«, sagt Sylvester.

Im Rückspiegel sehe ich Matilda neben Januar sitzen, beide gucken nach vorne. Januar ist einen halben Kopf größer als Matilda.

»Du redest wie mein Vater«, sage ich zu Sylvester, »mein Vater fragt auch immer, wann ich meinen Führerschein und die Magisterarbeit mache, wann ich meinen Führerschein zu machen gedenke, seit zehn Jahren fragt er mich das.«

»Fahr nicht so weit rechts«, sagt Matilda. »Was?«, fragt Sylvester nach hinten. »Schon gut«, sagt Matilda.

Sylvester erklärt, mein Vater habe jedes Recht, nach dem Führerschein zu fragen, denn jetzt zum Beispiel stünde ich ohne Führerschein doch reichlich dumm da. »Normale Leute machen den Führerschein mit achtzehn«, sagt er, »das ist zehn Jahre her«, sagt er, ich verschweige Sylvester, dass er Recht hat und ich zum Beispiel jetzt ohne Führerschein tatsächlich dumm dastehe, und Sylvester zählt auf, was alles Allgemeinbildung ist.

Sylvester fährt zu weit rechts und stößt vor einem Kino erst mit unserem Rückspiegel gegen einen anderen Rückspiegel und dann mit der Stoßstange gegen eine andere Stoßstange und mit seinem Kopf gegen das Lenkrad.

»Scheiße«, sage ich, »Oh Gott«, sagt Matilda, und Sylvester sagt nichts.

Ich nehme Sylvesters Hände von seinem Gesicht, Sylvester blutet an der Stirn. Er blinzelt.

»Ich kann nichts mehr sehen«, sagt er.

Ich wühle im Handschuhfach, finde ein Taschentuch und lege es auf Sylvesters Stirn. Sylvester presst sich das Taschentuch an die Stirn und blinzelt weiter. Matilda legt ihm von hinten die Hand auf die Schulter. »Tut es sehr weh?«, fragt sie. »Ich kann nichts mehr sehen«, sagt Sylvester. »Es tut mir sehr leid«, sagt sie. »Ist doch nicht deine Schuld«, sagt Sylvester. »Aber wir sind doch meinetwegen überhaupt losgefahren«, sagt Matilda. Sylvester sagt: »Geht schon wieder«, und versucht auszusehen wie auf einem Plakat.

Er steigt langsam aus. Matilda und ich steigen auch aus und stellen uns rechts und links neben Sylvester, damit wir ihn auffangen können, wenn er ohnmächtig wird. Wir gucken auf Sylvesters Stirn, auf den fremden Rückspiegel, der verrenkt aussieht, und auf Matildas Rückspiegel, auf die fremde und auf Matildas Stoßstange, wir gucken immer wieder Sylvester an, und weil Sylvester auch auf die Rückspiegel und die Stoßstangen guckt, glaube ich, dass er wieder sehen kann. Auf Matildas Stoßstange ist eine Beule und auf der fremden nichts. Sylvester presst sich das Taschentuch auf die Stirn. Es ist Dienstagnacht und niemand da, weil auf dieser Straße nur Eiscafés und Kinos sind und die Spätvorstellungen längst vorbei sind. Wir gucken ziemlich lange auf den fremden verrenkten Rückspiegel.

Sylvester lehnt sich an Matildas Kühlerhaube. Hinter ihm hängt ein Kinoplakat, auf dem sich zwei in die Augen schauen, als hätten sie bis vor kurzem ausschließlich mit Notfällen zu tun gehabt und jetzt endlich nicht mehr. Ich schreibe einen Zettel, »Entschuldigung«, schreibe ich, und klemme den Zettel unter den fremden Scheibenwischer.

»Ich muss einfach dringend mal raus hier«, sagt Sylvester.

»Und jetzt?«, frage ich.

»Wir können ein Taxi rufen«, sagt Sylvester.

»Hat denn einer Geld dabei?«, frage ich. Sylvester schüttelt den Kopf. Matilda schüttelt ihren Kopf auch. Matilda hat eigentlich immer am meisten dabei. Matilda trägt auch eigentlich nie eine Mütze.

Weil ich nicht weiterhin ohne Führerschein dumm dastehen will, sage ich: »Dann fahre eben ich.«

»Du bist ja verrückt«, sagt Sylvester.

»Ich kenne mich aus«, sage ich, »ich habe früher oft geübt.«

»Wann, früher?«, fragt Sylvester.

»Und wenn die Polizei kommt?«, fragt Matilda.

»Dann bringt die Polizei uns dahin, wo wir sowieso hinwollen«, sage ich, weil es Spaß macht, entschlossen zu sein. »Und du«, sage ich zu Matilda, »du setzt dich neben mich«, weil es gut für Matilda ist, wenn sie sich auf die Straße und insbesondere auf mich auf der Straße konzentriert anstatt auf all das, was innen ist.

»Wie du meinst«, sagt Sylvester und setzt sich mit dem Taschentuch an der Stirn neben Januar nach hinten. Ich setze mich hinter das Steuer. Matilda setzt sich neben mich, holt ein neues Taschentuch aus dem Handschuhfach und reicht es nach hinten. Ich stecke den Schlüssel in den Anlasser und starte. Das Auto geht zweimal aus, zweimal beugen wir uns ruckartig nach vorne, als müssten wir uns alle gleichzeitig übergeben, dann fahren wir.

Matilda hat den Arm um mich gelegt, damit sie mit der rechten Hand schalten kann. Ich bin für das Lenkrad zuständig und für alles, was im Fußbereich ist. Matilda macht den Rest.

»Jetzt rechts treten, jetzt links, jetzt Mitte«, sagt Matilda. »Weiß ich doch«, sage ich.

Sylvesters Kopf mit dem Taschentuch ist zwischen unseren Kopfstützen, mit der einen Hand hält er das Taschentuch an seinen Kopf, mit der anderen streichelt er Januars Kopf auf seinem Schoß, ohne dass er es merkt, ich glaube, Sylvester hat Januar noch nie gestreichelt. Ich lehne mich zurück und lege einen Arm vor das Seitenfenster, so wie Autofahrer es tun, wenn sie mit einer Geschichte, die sie ihrem Beifahrer erzählen wollen, sehr weit ausholen wollen, meistens ist es eine Geschichte, die der Beifahrer sich nur anhört, weil er ein schlechtes Gewissen wegen seiner mangelhaften Allgemeinbildung hat.

»Beide Hände ans Steuer«, sagt Sylvester.

Matilda gibt Anweisungen. Ansonsten ist es still. Ich hätte gern, dass wir alle durcheinander kreischen, wie früher beim Autoscooter, und dass uns mitten im Gekreische auffällt, dass wir gar nicht mehr dahin müssen, wo wir hinfahren.

»Gut, was?«, frage ich und lächle Matilda an.

»Ja«, sagt Matilda, »jetzt links treten.«

»Ich weiß«, sage ich. »Gut, was?«, frage ich in den Rückspiegel.

»Ja«, sagt Sylvester, »aber ich glaube, ich kann jetzt doch wieder fahren.«

»Du kannst doch gar nichts sehen«, sage ich, weil uns noch kein einziges Auto entgegengekommen ist und ich gerne an einem fahrenden Auto vorbeifahren würde.

»Ich ziehe das jetzt durch«, sage ich, und weil ich noch nie gesagt habe, dass ich etwas jetzt durchzöge, sage ich es noch mal. »Ich ziehe das jetzt durch, Sylvester«, sage ich, »ich bringe euch beide zum Arzt«, sage ich, »ihr könnt euch auf mich verlassen.«

»Ich kann jetzt wieder sehr gut sehen«, sagt Sylvester.

Ich fahre an einem fahrenden Auto vorbei, und es geht besser, als ich dachte.

»Wie noch nie in meinem Leben«, sagt Sylvester.

Matilda sieht nicht so aus, als würde sie über den Anweisungen und der Konzentration auf die Straße und insbesondere auf mich auf der Straße all das vergessen, was innen ist, und auch nicht, als würde sie zwischenzeitlich ans Durcheinanderkreischen denken.

»Ihr könnt euch auf mich verlassen«, sage ich und biege links ab. Sylvester legt den Kopf nach hinten und schließt die Augen. Ich fahre die Hauptstraße entlang und rücke den Rückspiegel zurecht, obwohl er nicht zurechtgerückt werden muss. Ein paar Autos kommen uns entgegen, und es geht immer noch besser, als ich dachte. »Gleich sind wir da«, sage ich zu Matilda und biege rechts ab. »Der Blinker«, sagt Matilda, »du vergisst immer den Blinker.«

Sylvester sagt nichts mehr.

»Leicht rechts einschlagen«, sagt Matilda, als wir vor der Klinik sind, »ich weiß«, sage ich, und dann fallen wir wieder alle nach vorne, als müssten wir uns übergeben. »Nicht so doll«, sagt Matilda, »Jesus Christus«, sagt Sylvester und öffnet die Augen. Er nimmt vorsichtig das Taschentuch vom Kopf. »Da sind wir«, sage ich und lächle Matilda an. Matilda sieht aus, als habe sie viel Blut verloren.

Der diensthabende Psychiater sieht aus wie ein Kranich und hat keine Doppel-, sondern nur eine Schiebetür, die er nicht schließt. In seinem Zimmer hört man die glucksenden Schritte von Gummisohlen auf dem Linoleumflur.

Er setzt sich hinter seinen Schreibtisch, Matilda und ich setzen uns davor. Auf dem Schreibtisch stehen gerahmte Fotografien, die wir nur von hinten sehen. »Um was geht es?«, fragt der Psychiater und guckt auf die dunkelgrüne Schreibunterlage auf seinem Tisch.

Matilda erzählt ihm von den Straßen, über die sie nicht mehr kommt und vom Verrücktsein, das hinter ihr her ist. Der Psychiater nickt. Er ist wahrscheinlich daran gewöhnt, dass Leute leise reden. Die Leute, die hier hereinkommen, reden wahrscheinlich entweder besonders leise oder besonders laut, und er braucht keine Doppeltür, weil vor der Tür alle mit anderen Notfällen beschäftigt sind.

Es klopft. »Jetzt nicht«, sagt der Psychiater. Sylvester kommt herein und hat ein Pflaster auf der Stirn.

»Und?«, frage ich.

Sylvester ist gelaufen und außer Atem. »Es hat ein bisschen länger gedauert, weil es genäht werden musste«, sagt

Sylvester, »guten Tag«, sagt er zu dem Psychiater und streckt ihm die Hand entgegen.

»Normalerweise kommt man hier höchstens zu zweit an«, sagt der Psychiater, steht auf und holt noch einen Stuhl. »Danke«, sagt Sylvester, setzt sich hin und betastet sein Pflaster. »Es waren aber nur zwei Stiche«, sagt er.

»Hatten Sie einen Unfall?«, fragt der Psychiater.

»Aber hallo«, sagt Sylvester.

Der Psychiater guckt wieder auf seine Unterlage. Matilda kratzt sich unter ihrer Mütze. Sylvester fängt an, von seinem Plan zu erzählen und ausführlich von den Wörtern, die mit Notfällen nichts zu tun haben.

Der Psychiater guckt Matilda an. »Denken Sie an Selbstmord?«, fragt der Psychiater, tonlos, als könne es auch eine Aufforderung sein.

Matilda nimmt ihre Mütze ab und streicht sich durch die Haare. Sylvester und ich streichen uns auch durch die Haare. Der Psychiater reibt mit dem Zeigefinger auf einem unsichtbaren Fleck auf der Schreibunterlage, die aussieht wie nasses Moos. »Nein«, sagt Matilda schließlich. Der Psychiater nickt.

»Wenn sie sich umbringen wollen würde«, erklärt Sylvester, »würde sie über die Straße gehen, mitten rein in das hupende Publikum und in das Verrücktsein, und das tut sie nicht, und daher«, sagt Sylvester und lehnt sich zurück, »will sie sich nicht umbringen.«

»Ach so«, sagt der Psychiater.

»Und was machen wir jetzt?«, fragt Sylvester.

»Sie haben Angst«, sagt der Psychiater.

»Ja«, sagt Matilda.

»Sie gehen nirgendwo mehr alleine hin aus Angst, verrückt zu werden«, sagt der Psychiater zu seiner Unterlage.

»Ja«, sagt Matilda.

»Und heute geht es Ihnen besonders schlecht«, sagt der Psychiater.

»Ja«, sagt Matilda.

Der Psychiater löst sich von seiner Unterlage und guckt Matilda an. Er hat braune Augen und blinzelt, als stünde Matilda in der Sonne. »Möchten Sie eine Spritze?«, fragt er.

Ich frage mich, ob der Psychiater verstanden hat, dass Matilda sich nicht umbringen will, und denke an das Haustier, das wir hatten einschläfern lassen müssen. Das Haustier war der freundliche Spaniel einer Stammkundin, der krank wurde, weil sein Herz zu groß geraten war und Blut in seine Lungen pumpte. Herr Mohn und ich fuhren mit zum Tierarzt, »das sind wir der Kundin schuldig«, hatte Herr Mohn gesagt. Der Tierarzt setzte eine Spritze. Der Hund legte sich hin. Aus seiner halb geöffneten Schnauze lief das Blut, das das zu groß geratene Herz in die Lungen gepumpt hatte. »Schauen Sie mal, was da alles rauskommt«, sagte der Tierarzt. Dann starb der Hund.

»Was für eine Spritze?«, fragt Matilda. Der Psychiater guckt wieder auf seine Unterlage. »Eine Depotspritze, die circa zehn Tage wirkt«, sagt er. »Sie macht Sie sehr müde. So müde, dass Sie keine Angst mehr haben können. In zehn Tagen kommen Sie wieder, und dann sehen wir weiter.« Matilda sieht aus, als wäre sie gerne zehn Tage lang müde.

»Was ist in der Depotspritze?«, fragt Matilda.

»Ein Neuroleptikum«, sagt der Psychiater.

»Was ist das?«, fragt Sylvester. Der Psychiater lächelt seine Unterlage an, als hätten sie und er im Vorhinein gewusst, dass Sylvester das fragen würde. »Ein Neuroleptikum schaltet die Gedanken aus, die die Angst verursachen«, sagt der Psychiater. »Es gibt Ihnen Gelegenheit zur Erholung, und dann sehen wir weiter.«

Matilda sieht immer noch aus, als wäre sie gern zehn Tage lang müde und als fände sie das Neuroleptikum, das der Psychiater bei Matilda deponieren will, attraktiv. Matilda fährt sich wieder durch die Haare. Sylvester und ich fahren uns auch wieder durch die Haare.

»Haben Sie vielleicht auch Tabletten?«, fragt Matilda. »Natürlich«, sagt der Psychiater, als habe Matilda ihn gefragt, ob es eine bestimmte Hose auch eine Nummer kleiner gebe. Matilda setzt sich die Mütze wieder auf. Der Psychiater öffnet seine Schublade, holt ein Tablettenröhrchen und eine Schachtel heraus und stellt beides auf seine Unterlage. »Das hier nehmen Sie gleich. Zweimal täglich. Sie werden auch davon circa zwei Tage lang recht müde sein«, sagt er und deutet auf die Schachtel, »und das hier«, sagt er und rasselt mit dem Röhrchen, »nehmen Sie, wenn Sie noch mal eine Attacke bekommen. Sie legen eine Tablette unter die Zunge.«

»Was ist in dem Röhrchen?«, fragt Matilda.

»Diazepame«, sagt der Psychiater.

Wir fragen nicht, was Diazepame sind, vielleicht, weil wir alle denken, dass in kleinen Tabletten nichts sein kann, was zehn Tage lang in Matilda deponiert wäre und weil wir vielleicht alle möglichst schnell weg von den Schubladen des Psychiaters wollen.

»Ich habe hier auch eine Liste mit Psychotherapeuten«, sagt er und reicht Matilda ein Blatt Papier über den Tisch. »Danke«, sagt Matilda und faltet die Liste zusammen und wieder auseinander.

Matilda guckt auf das Röhrchen. Der Psychiater steht auf. »Nächste Woche sehen wir weiter«, sagt er.

Er gibt uns nacheinander die Hand. »Übrigens«, sagt er und sieht mir ins Gesicht, »Sie könnten etwas für den Kreislauf gebrauchen. Fragen Sie mal Ihren Hausarzt.«

Wir gehen über den Linoleumflur. Matilda holt das Röhrchen und die Schachtel aus ihrer Jackentasche. »Vielleicht wäre die Spritze doch gut gewesen«, sagt sie. »Willst du etwa eingeschläfert werden?«, frage ich. »Natürlich nicht«, sagt Matilda, »aber die Müdigkeit wäre gut gewesen.«

»Müde machen die doch auch, hat er gesagt«, sagt Sylvester und guckt auf die Schachtel und das Röhrchen. Auf dem Röhrchen mit den Tabletten, die Matilda sich gegebenenfalls unter die Zunge legen soll, steht der gleiche Name wie auf der Schachtel. *Rapid* steht zusätzlich darunter. »Aber nur zwei Tage«, sagt Matilda.

»Gibt es hier was zu trinken?«, fragt Sylvester. Wir gehen zu dem Getränkeautomaten am Eingang. Ich ziehe eine Cola und halte sie Matilda hin. »Wir ziehen das jetzt durch«, sage ich. Matilda hat in der einen Hand eine Tablette aus der Schachtel, in der anderen die Coladose.

»Prost«, sagt Sylvester.

Matilda guckt auf die Tablette. »Und wenn ich mich jetzt verändere?«, fragt sie. »Natürlich veränderst du dich«, sagt Sylvester. »Du wirst eben müde.«

»Nein, ich meine, vom Wesen her«, sagt Matilda.

»Wie, vom Wesen her?«, fragt Sylvester.

»Womöglich ist mir dann alles egal«, sagt Matilda.

Matilda schläft jetzt. Ich sitze neben Sylvester im Bett und wähle zum vierten Mal die gleiche Nummer, weil die 7 an unserem Telefon klemmt. Es dauert lang, bis jemand abnimmt.

»Hallo«, sage ich, »tut mir leid.«

»Die Tochter«, sagt meine Mutter.

»Ja«, sage ich, »es ist leider noch sehr früh, aber ich muss dringend wissen, was ein Neuroleptikum ist.«

»Warum das denn?«, fragt meine Mutter und gähnt.

»Wegen einer Freundin«, sage ich.

»Das sagen alle«, sagt meine Mutter, »alle, die mich anrufen, rufen wegen einer Freundin an.«

»Es stimmt aber«, sage ich.

»Ein Neuroleptikum ist etwas, das man Psychotikern gegen Wahnvorstellungen gibt«, sagt sie.

»Ist es eine Wahnvorstellung, wenn man sich nicht mehr über die Straße traut?«, frage ich.

»Kommt darauf an, was auf der anderen Straßenseite ist«, sagt meine Mutter.

»Wenn nichts Besonderes auf der anderen Straßenseite ist und man einfach nur so Angst hat, wahllos, und wenn man überhaupt nicht mehr allein sein kann?«, frage ich.

»Nein«, sagt meine Mutter, »das ist keine Wahnvorstellung. Das ist eher eine Angstgeschichte.«

»Und ein Diazepam?«, frage ich.

»Diazepame stellen dich ruhig«, sagt meine Mutter, »du kannst mit einem Flugzeug abstürzen und zwei Minuten später einen brillanten Vortrag halten, wenn du das einwirfst.«

»Vorausgesetzt, du lebst noch«, sage ich.

»Das immer vorausgesetzt«, sagt meine Mutter und gähnt.

»Kommst du zu Weihnachten?«, fragt sie. »Leider nicht«, sage ich. »Schade«, sagt sie. »Ja«, sage ich.

»Diazepame machen abhängig«, sagt meine Mutter, »und zwar schnell.«

»Danke sehr«, sage ich. »Nichts zu danken«, sagt meine Mutter.

Ich stehe auf und öffne leise Sylvesters Tür. Januar liegt vor Sylvesters Bett und hebt den Kopf. Ich knie mich hin, streiche ihm über seinen langen Rücken und hoffe, dass Januar ein einwandfreies Herz hat. Matilda liegt im Bett und sieht konzentriert aus, als habe sie sich vorgenommen, mindestens zehn Tage lang zu schlafen. Matilda schläft.

Sechstes Kapitel

in dem Matilda schläft. Währenddessen wird von Gespenstern erzählt.

»Sie schläft«, sage ich zu Sylvester. »Ich auch«, sagt Sylvester ohne sich umzudrehen. Ich sitze neben ihm im Bett, ziehe meinen Pullover aus und bleibe mit dem Kragen an den Ohrringen hängen, die mit Expresspost hereingeplatzt waren. Mit dem Rollkragen über meinem Gesicht versuche ich, die Ohrringe aus der Wolle zu lösen.

»Sylvester?«, frage ich. »Was ist denn?«, fragt er. »Diese blöden Ohrringe«, sage ich.

Sylvester setzt sich hin und nestelt an den verhedderten Ohrringen herum. Ich kann nichts sehen, und der enge Rollkragen drückt gegen meine Nase.

»Gefallen die dir eigentlich?«, fragt er.

»Die Ohrringe?«, frage ich.

»Ja«, sagt Sylvester.

»Nicht besonders«, sage ich.

»Warum trägst du sie dann?«, fragt Sylvester und zieht an dem Rollkragen. »Au«, sage ich.

»Hast du ihn eigentlich angerufen?«, fragt Sylvester.

»Wen?«, frage ich und schiebe meine Hände unter den Rollkragen, um etwas Luft zu bekommen.

»Jeromin natürlich«, sagt Sylvester.

»Nein«, sage ich.

»Geschafft«, sagt Sylvester, zieht mir den Pullover über

den Kopf und legt die Ohrringe neben das Bett. Wir sitzen uns gegenüber. Ich betaste meine Ohrläppchen. Sylvester betastet sein Pflaster.

Jeromin hängt mit Matilda zusammen, und deswegen sollte ich mich für die Ohrringe bedanken. Ohne Jeromin hätte alles länger gedauert. Mit Jeromin ging es schnell und durcheinander. Weil ich zwischen Matilda und Jeromin hin und her lief, vertat ich mich mit den Stammkunden, den Hundeshampoos, den Bestellungen und den Fischen.

Ich fiel jede Nacht ins Bett, ohne vor dem Einschlafen Sylvesters und mein Gesicht anzusehen. Sylvester stützte den Kopf in die Hände und sah mir beim Einschlafen zu. Ich fiel ins Bett, am nächsten Morgen in meine Kleider, dann in das Geschäft, ich traf mich mit Matilda, ich traf mich mit Jeromin, Sylvester sagte: »Wenigstens waschen könntest du dich mal«, er sagte: »Du bist ja kaum noch da«, Sylvester fragte: »Komme ich eigentlich noch vor?«

»Ich liebe dich«, sagte ich. »Mit Namen«, sagte Sylvester.

Jeromin und ich hatten uns oft morgens am Kiosk getroffen. Wir kauften jeder eine Zeitung, und als Sylvester die Zeitung abonnierte, kaufte ich sie weiterhin jeden Morgen, weil ich Jeromin sehen wollte und es an dem Kiosk nichts außer Zeitungen, Klebebildchen und Handykarten gab.

Jeromin und ich unterhielten uns über Dinge, über die

man nicht viel sagen kann. Wir unterhielten uns über den jeweiligen Morgen, den es noch nicht lange gab, über die Wetterlage, die immer dieselbe war, und die Busabfahrtszeiten, die erst recht immer dieselben waren. Trotzdem versuchten wir, so viel wie möglich darüber zu sagen. Jeromin und ich unterhielten uns, rollten dabei unsere Zeitungen ein und wieder auseinander oder hielten sie uns über den Kopf, wenn es regnete. »Heute regnet es«, sagte Jeromin dann, und ich sagte: »Ja, im Gegensatz zu gestern.«

Jeromin und ich unterhielten uns immer etwas zu lang und verabschiedeten uns immer etwas zu abrupt.

Jeromin war manchmal an unserem Haus vorbeigegangen, wenn ich am Fenster stand, um Sylvester beim Nachhausekommen zuzusehen. Einmal öffnete ich das Fenster, um ihn zu rufen, und erst, als das Fenster offen war und ich mich über die Fensterbank beugte, fiel mir ein, dass ich seinen Namen nicht kannte. Weil es Samstag war und der Kiosk nur wochentags geöffnet hatte, zog ich mir das neue Kleid an, für das es noch zu kalt war, und lief in die Richtung, in die Jeromin gegangen war. Ich lief sehr lange in die Richtung, in die Jeromin wahrscheinlich gegangen war, und traf sehr viele, die ich sonst nicht treffe. Ich traf Herrn Mohn, der sagte: »Was für ein schöner Tag, und so still.«

»Ja«, sagte ich, »so still«, ich traf Sylvester, den ich überhaupt noch nie getroffen hatte und der auf dem Weg nach Hause war. Er fragte: »Ist dir nicht kalt?«, »nein«, sagte ich, »ich muss dringend weiter.« Jeromin traf ich nicht.

Am nächsten Tag verpackte ich Matilda ihr elftes Fischzubehör, und sie hielt ihren Zeigefinger auf den Knoten, über dem ich eine aufwendige Schleife band. Ich überlegte mir eine Frage und ob Matilda sich vielleicht auch eine Frage überlegte. Dann war die Schleife fertig.

»Vielen Dank«, sagte Matilda und fing an, nach ihrem Portemonnaie zu suchen. Sie legte einen zerfledderten Kalender und den Umschlag einer Telefonrechnung auf den Tisch. *Matilda Land, Boissereestraße 17*, stand auf dem Umschlag. Herr Mohn kam aus seinem Büro. »Ich muss zum Arzt«, sagte er und lächelte Matilda an, »Sie machen dann zu.«

»Ja«, sagte ich. Matilda zahlte, ich gab ihr das Wechselgeld, dann ging sie aus dem Geschäft und hielt einem Kind die Tür auf.

Das Kind hatte ein totes Tier dabei. Es kommen oft Kinder mit toten Tieren in das Geschäft und möchten das tote Tier gegen ein lebendes umtauschen. Das Kind hatte einen Wellensittich dabei, den es gestern gekauft hatte und der sich gleich in der ersten Nacht an den Drähten seines Wetzsteins aufgespießt hatte, obwohl ich erklärt hatte, wie der Wetzstein angebracht werden muss, damit er sich nicht löst und auf den Käfigboden fällt und die Drähte nach oben stehen.

»Es tut mir leid, aber den können wir nicht umtauschen«, sagte ich.

»Kann ich ihn denn hier lassen?«, fragte das Kind.

»Klar«, sagte ich.

Das Kind legte den Wellensittich neben die Kasse auf

den Tresen und ging. Ich wickelte den Wellensittich und den Wetzstein in ein Taschentuch, und meine Hände kribbelten. Das Taschentuch war zu klein. Ich kniete mich hin und suchte unter dem Tresen nach einer Rolle Küchenpapier. Als ich wieder hochkam, stand Jeromin vor der Kasse. Mir war schwindlig. Mir wird immer schwindlig, wenn ich irgendwo gekniet habe und zu schnell wieder aufstehe.

Jeromin guckte auf den Wellensittich.

»Er ist tot«, sagte ich.

»Ja«, sagte Jeromin.

»Es war ein Unfall«, sagte ich.

»Ja«, sagte Jeromin.

Ich deckte den Wellensittich und den Wetzstein mit einem Bogen Geschenkpapier zu.

Jeromin räusperte sich. »Ich hätte gerne einen Fisch«, sagte er, »einen Mosaikfadenfisch.«

»Sie haben also auch Fische«, sagte ich.

»Nein«, sagte Jeromin, »ich brauche den Fisch für meinen Vater.«

»Ach so«, sagte ich.

»Wieso ›auch Fische‹?«, fragte Jeromin.

»Ich kenne noch jemanden mit Fischen«, sagte ich.

»Das kann ich mir vorstellen«, sagte Jeromin.

Ich füllte eine durchsichtige Tüte mit Wasser, ging mit Jeromin zu den Aquarien im Schaufenster und fischte mit dem Netz einen Mosaikfadenfisch aus dem Aquarium. Vor dem Schaufenster ging, glaube ich, das Kind vorbei, das das Meerschwein gestohlen hatte. Jeromin sah mir beim Fischen zu. »Mein Vater hat schon Tausende davon«, sagte er.

Ich verknotete die Tüte. Jeromin sah mir dabei zu, deswegen dauerte es lange, bis der Knoten fertig war.

Ich hielt Jeromin die Tüte hin. »Ich habe eine Frage«, sagte ich. Jeromin lächelte. »Welche denn?«, fragte er.

»Wissen Sie, wo die Boissereestraße ist?«, fragte ich.

»Kenne ich nicht«, sagte Jeromin, »aber ich habe einen Stadtplan.« Er öffnete seine Tasche, »den brauche ich immer noch«, sagte er, »obwohl ich jetzt schon drei Monate hier wohne.«

»Ein Glück«, sagte ich.

»Ich heiße Jeromin«, sagte Jeromin, legte die Tüte mit dem Fisch auf den Teppich und breitete daneben den Stadtplan aus. Wir knieten uns auf den Boden und fuhren mit den Zeigefingern auf dem Stadtplan herum.

Ich achtete nicht auf die Viertel, in denen ich herumfuhr, weil ich daran dachte, dass Jeromin gesagt hatte, er heiße Jeromin, Jeromin, dachte ich, wer heißt denn bitte so, und ich wartete, bis Jeromin auf seiner Seite die Boissereestraße gefunden oder nicht gefunden haben würde. Das zog sich hin, weil er vielleicht auch nicht wirklich nach ihr suchte und dachte, dass ich die Boissereestraße nur erfunden hatte, um eine Frage zu haben.

»Ich finde sie nicht«, sagte er schließlich.

»Was ist denn mit der Legende?«, fragte ich.

»Mit der Legende hat das weniger zu tun«, sagte Jeromin, »eher mit dem Straßenverzeichnis.«

»Dann kann man nichts machen«, sagte ich.

»Was ist in der Boissereestraße?«, fragte Jeromin.

»Jemand, den ich besuchen möchte«, sagte ich.

Jeromin guckte zu mir hoch, dann wieder auf den Stadtplan und dann wieder zu mir hoch.

»Jetzt weiß ich immerhin, wo du arbeitest«, sagte er.

»Und ich weiß immerhin, dass du einen Vater mit Fischen hast«, sagte ich.

»Viel ist das ja nicht«, sagte Jeromin.

»Nein«, sagte ich.

Wir nahmen unsere Zeigefinger von dem Stadtplan. Ich saß am einen Ende der Stadt, Jeromin am anderen.

»Da kann man nichts machen«, sagte Jeromin.

»Wahrscheinlich stimmt etwas mit der Legende nicht«, sagte ich.

»Machst du jetzt zu?«, fragte Jeromin.

»Ja«, sagte ich, ein bisschen zu schnell.

»Gehen wir noch was trinken?«, fragte Jeromin.

»Ja«, sagte ich, ein bisschen zu schnell, und dann war plötzlich keine Zeit mehr, weil Jeromin quer über den Stadtplan in meine Haare griff. Er zog meinen Kopf zu sich heran, sodass ich durch die ganze Stadt gezogen wurde, bis mein Gesicht an Jeromins Gesicht war. Jeromin küsste mich. »Vorsicht mit dem Fisch«, sagte ich und zog Jeromin die Mütze vom Kopf, und Jeromin schob mit dem Fuß die Tüte mit dem Fisch weiter nach hinten.

Wir hielten uns aneinander und mit durchgedrückten Armen voneinander weg, um zu sehen, ob es wirklich Jeromin war, der mich küsste, um zu sehen, ob es wirklich ich war, die Jeromin küsste, und wir lachten, weil wir es waren, die einander küssten, sich aneinander hielten und wieder voneinander weg.

Als ich die Tür hinter Jeromin abschloss, hatte er ein Preisschild und Stroh auf dem Mantel, und am nächsten Morgen, als ich in das Geschäft kam, sagte Herr Mohn, man merke an allen Ecken und Enden, dass ich nicht ausgebildet sei, weil auf dem Tresen immer noch der Wellensittich mit dem Wetzstein unter dem Geschenkpapier lag, und ich dachte an den Stadtplan, der gestern auf dem Boden gelegen hatte, und den ganzen Tag an Jeromin und das Lächeln, wenn er mich von sich weg hielt und wieder an sich heranzog, und daran, warum einer Jeromin heißt, Jeromin, dachte ich den ganzen Tag lang, Boissereestraße, dachte ich, und als Matilda in das Geschäft kam, ihren Zeigefinger auf den Knoten einer aufwendigen Schleife hielt, die ich um einen Beutel Kies und eine Mondlicht-Leuchtstoffröhre für Aquarien band, sagte ich: »Ich bin verliebt.«

Matilda wartete um sieben auf der anderen Straßenseite. Wir liefen durch die Stadt, bis es empfindlich kalt wurde. Wir fingen schnell mit allem an. »Warum hast du dir Sachen für Fische einpacken lassen?«, fragte ich, weil es nichts gab, was zu früh gefragt werden könnte. Matilda sagte nichts, weil es nichts gab, das zu spät gesagt werden könnte.

Wir fingen mit allem Möglichen durcheinander an, Matilda und ich hatten uns alles zu sagen und überhaupt nichts. Wir fingen von den Sorgen um acht an der Bushaltestelle an und von denen, die kommen, wenn alle anderen scheinbar schlafen. Von der Angst vor Sonntagvormittagen und dem Pelz auf dem restlichen Sonntag, wenn man die erste Hälfte verschlafen hat. Davon, wen man warum liebt und wo man sich verletzt hat. Von Jeromin und allen in Matildas Leben, die wie Jeromin waren oder gar nicht wie Jeromin. Davon, warum man was wo aufbewahrt und wie man am ehesten etwas vergisst oder nie. Warum man sich als Kind nicht verschrammt hat. Davon, wie man vorsätzlich etwas verliert, ohne dass es einem nachgetragen wird. Davon, dass man durchaus mal einen Lidschatten ausprobieren könnte. Von allem, in das man sich verbeißt, und allem, was man mit durchgedrückten Armen von sich weg hält, und zwar nicht, um es genauer sehen zu können. Davon, dass man die Augen zusammenkneift. Von dem Glücksgefühl, noch eine andere Glühbirne in Reserve zu haben, wenn die eine durchgebrannt ist. Warum man auf Brücken manchmal Herzklopfen kriegt und sich besser vom Geländer fern hält. Davon, woher es kommt, dass jeder Wellen mag. Warum man sich beim Verliebtsein auch im Bezirksamt fühlt wie in einem Musikvideo. Warum man Möbel mit Rollen beunruhigend findet und gern in der Nähe alter Frauen sitzt, die rauchen. Davon, wie man es vor sich selber verantworten kann, dass manchmal alles an einer fehlenden Briefmarke scheitert. Warum man oft schwitzt, ohne dass man sich bewegt. Was man wohl denkt, während man ein Kreuzworträtsellösungswort abschickt. Warum man glaubt, dass die Strophe, die man von einem Gedicht nicht mehr weiß, die gelungenste ist. Warum manche Geldautomaten einen begrüßen und andere nicht. Warum man nicht mehr weiß, was man mit acht gemacht hat.

Warum es so viele Dokumentationen über Faultiere gibt und keine über Seepferdchen. Warum man es mag, wenn andere hören, wie man geht. Warum man, wenn man verlassen worden ist, so schlecht an Einrichtungshäusern und Reisebüros vorbeigehen kann. Warum Hibiskusblüten bedrohlich und Yukkapalmen anorektisch aussehen. Wofür man sich den kleinen Finger abschneiden würde und wofür man jemand anderem den kleinen Finger abschneiden würde. Davon, ob man sich insgeheim wünscht, dass das Haus abbrennt, wenn man zum zweiten Mal nachsieht, ob der Herd aus ist. Von dem Bäcker, der wieder irgendwie blöd geguckt hat, und all das war wichtig und alles gleich wichtig und gleichzeitig überhaupt nicht wichtig, weil wir uns alles und nichts zu sagen hatten. Es kam darauf an, dass Matilda in mein Gesicht redete, ich in ihres und dass es noch nicht zu empfindlich kalt geworden war. Es kam darauf an, dass die eine zuhörte, wenn die andere von Realitäten oder Lidschatten redete, und während die eine zuhörte, als würde ihr die andere etwas erklären, was sie nie richtig verstanden hatte, hatte immer die andere alles nur nicht verstanden, damit sie es der einen erzählen konnte, die es beruhigenderweise erklärte oder beruhigenderweise ebenfalls unerklarlich fand.

Mit alldem haben wir schnell angefangen und nicht mehr aufgehört.

»Bring sie doch mal mit«, sagte Sylvester. Ich sagte: »Mal sehen«, weil ich Jeromin schon einmal mitgebracht hatte und weil Sylvester damals erst sehr viel und dann nichts mehr gesagt hatte. Sylvester hatte Jeromin ausführlich und ungefragt erzählt, warum er auf einem Plakat gewesen sei, und nichts davon stimmte, denn er war nur auf einem Plakat gewesen, weil sein Cousin in der Werbung ist. Dann hatte Sylvester nichts mehr gesagt, Jeromin war bald gegangen, und hinterher hatte Sylvester wieder sehr viel geredet, von Jeromins impertinenter Fröhlichkeit und Jeromins nervösem Rauchen. »Du bist selber impertinent fröhlich«, hatte ich gesagt, »und du rauchst selber nervös.«

Sylvester hatte in dieser Nacht in seinem Bett geschlafen, obwohl keine Frau neben ihm lag, die über ihn hätte nachdenken können. Ich hatte über Sylvester nachgedacht, in meinem Bett ohne Sylvester, und mich gefragt, ob Sylvester ehrlich gewesen war, als er gesagt hatte: »Komm mir nur mit allem«, und ob ich ehrlich gewesen war, als ich gesagt hatte: »Du mir auch, Sylvester.«

Jeromin hat nie angerufen. Wenn ich den ganzen Tag überlegt hatte, ob ich Jeromin anrufen sollte, ihn dann anrief, als hätte ich genauso gut jemand anderen anrufen können, und fragte: »Soll ich vielleicht vorbeikommen?«, sagte Jeromin: »Natürlich.«

Wir trafen uns in seiner Wohnung, in der es nur wenig und nur weiße Dinge gab, wir schliefen miteinander in der weißen Wohnung, auf seinem weißen Bett, auf dem weißen Küchenboden oder auf dem weißen Balkon, und lachten, weil es so einfach war.

Wir haben relativ schnell mit allem angefangen, nur

nicht davon, wo man sich verletzt hat und wie man vorsätzlich etwas verliert oder nie. Jeromin redete viel und meistens über mich. Jeromin dachte, ich wolle immer insgeheim etwas fragen, was er beantworten könnte.

Wenn wir an Jeromins weißem Küchentisch saßen und nicht davon redeten, wo man sich verletzen könnte, breitete ich Dinge um mich herum aus, die nicht weiß waren. Jeromin guckte alles an, blätterte in Büchern, Fotoalben und CD-Heftchen und sagte: »Kenne ich nicht.«

Ich brachte immer etwas mit, das mir gehörte, das ich später wieder mitnahm und nur mitgebracht hatte, um es auf den Tisch zu legen, ich legte lauter Sachen auf den Tisch, wie Taubstumme in Cafés Schlüsselanhänger auf den Tischen verteilen.

»Warum?«, fragte Matilda, als ich ihr davon erzählte.

»Warum?«, fragte Sylvester, als ich ihm davon erzählte.

»Nur so«, sagte ich jeweils.

Jeromin hat nie angerufen, aber ich habe angerufen. »Soll ich noch vorbeikommen?«, fragte ich, Jeromin sagte »natürlich«, und wir schliefen miteinander und lachten, weil es einfach war. Jeromin lachte und er lächelte, wenn er mich küsste.

Jeromin war braun. »Du bist so weiß«, sagte Jeromin, als ich neben ihm lag, weil ich genauso weiß war wie alles andere. »Du bist so dünn«, sagte er. »Du bist so dünn und weiß und siehst aus, als wärst du aus Luft. Ich weiß auch nicht, warum es mir gefällt, dass du so dünn bist.« Ich drehte mich auf den Rücken und sah an die Decke, wie Sylvesters Frauen, wenn er mit ihnen geschlafen hat oder auch nicht. Jeromin stützte den Kopf in die Hände und sah mich an. »Mach dich schwer«, sagte er. »Wie bitte?«, fragte ich. »Versuch mal, dich schwer zu machen«, sagte er, und ich versuchte, mich schwer zu machen. Ich schlief nie bei Jeromin, ich ging nach Hause.

»Wie macht man sich schwer?«, fragte ich.

»Man zieht die Mundwinkel herunter und stellt sich vor, man wäre tot«, sagte Matilda.

»Kohlenhydrate«, sagte Sylvester.

Jeromin fuhr mich durch die Stadt, in umliegende Städte, manchmal bis ans Meer und funkelte mich an. »Du funkelst mich an«, sagte ich, weil Jeromins Augen blitzten und er mich immer ansah und anlachte, als wäre ich auf einem Dreimeterbrett und er unten im Wasser. »Ich bin froh, dass es dich gibt«, sagte er.

»Ein netter Zug«, sagte Sylvester.

»Da hat er Recht«, sagte Matilda.

»Ich würde gerne essen gehen«, sagte ich, als ich wieder mit Jeromin an seinem Küchentisch saß, denn die Schränke sahen nicht aus, als wäre etwas darin, das nicht weiß war, obwohl Jeromin gesagt hatte: »Ich kann sehr gut kochen.«

»Gut«, sagte er, »ich weiß was.«

Als wir in das Restaurant kamen, lief der Kellner auf Jeromin zu und schüttelte ihm mit beiden Händen die Hand. Dann sah er mich an und breitete die Arme aus wie ein Zirkusdirektor, der eine Sensation präsentiert. »Ist sie das?«, fragte der Kellner. »Nein«, sagte Jeromin, »das ist sie nicht.« Ich guckte Jeromin an. »Wer bin ich nicht?«, fragte ich. Jeromin lachte und umarmte mich, der Kellner lachte auch und klatschte dreimal in die Hände, wie ein Zirkusdirektor, der um Applaus bittet, und dann redeten der Kellner und Jeromin über italienische Küche.

»Wer bist du nicht?«, fragte Matilda.
»Keine Ahnung«, sagte ich.
»Spinnt der?«, fragte Sylvester.

Ich wollte wissen, wer ich nicht war, weil Gespenster immer gelungener sind als die Leute dahinter. Die Leute dahinter haben eventuell etwas auf der Nase, sie haben gerade wieder Dinge gesagt, nach denen alle anderen betreten schweigen, oder haben wenigstens Parodontose. Gespenster haben nichts auf ihren Nasen, von dem sie nichts wüssten, sie haben gerade wieder Dinge gesagt, nach denen alle anderen hingerissen sind, und tadellose Münder.

»Wer bin ich nicht?«, fragte ich Jeromin, der darauf keine Antwort geben wollte, nicht im Restaurant und auch nirgendwo sonst, »Jeromin, wir müssen über Gespenster reden«, sagte ich. »Es gibt keine Gespenster«, sagte Jeromin. »Es gibt Gespenster«, sagte ich, als wir im Regen vor einem Kino standen, »wir sind umzingelt von einem tadellosen Gespenst«, und Jeromin lachte und sagte: »Es ist schön, dass es dich gibt.« Aus der Fabrikhalle auf der anderen Straßenseite kam laute Musik. »Tanzt du mit mir?«, fragte Jeromin. »Ja«, sagte ich. Jeromin nahm meine Hand, und wir rannten durch den Regen über die Straße.

»Natürlich gibt es Gespenster«, sagte Sylvester.
»Natürlich nicht«, sagte Matilda.

Ich dachte darüber nach, wer ich nicht war und ob Jeromin es schön fand, dass es mich gab, weil ich nicht die war, auf die der Kellner gewartet hatte, und ich wollte nicht, dass es auf dem Hintergrund derjenigen, die ich nicht war, schön war, dass es mich gab. Ich vertat mich mit Bestellungen und Nagerbedarf und warf die Krankheiten der Stammkundschaft durcheinander. Jeromin redete mit mir über mich. Er gab Antworten auf Fragen, die ich nicht gestellt, und Vorschläge zu Plänen, die ich nicht geschmiedet hatte. Jeromin nahm Schätzungen vor. »Ich glaube«, sagte er, »für dich ist immer der entscheidender, der geht, als der, der bleibt.«

Ich dachte an die, die ich nicht war. »Das trifft auf dich zu«, sagte ich, und Jeromin sagte nichts. »Können wir nicht mal über dich reden?«, fragte ich. »Da gibt es nichts zu reden«, sagte er. »Aber über mich gibt es auch nichts zu reden«, sagte ich, »von mir möchte ich eigentlich nur wissen, wer ich nicht bin.«

»Du meinst Gespenstergeschichten«, sagte er.

»Ja«, sagte ich, »meinetwegen Gespenstergeschichten.«

»Es gibt keine Gespenster«, sagte er.
»Ich bin sehr müde, Jeromin«, sagte ich.
»Dann schlaf dich mal aus«, sagte er.

»Möchtest du mal mit zu mir kommen?«, fragte Matilda, als es immer schneller empfindlich kalt und dunkler wurde. »Klar«, sagte ich.

Bei Matilda lagen überall Stoffe und Kleider so durcheinander herum, als hätten sie sich gerade noch bewegt. »Geh einfach drüber«, sagte Matilda, »ist egal.«

»Wo ist das Aquarium?«, fragte ich. Matilda zeigte mir das Aquarium im Badezimmer. Ich hatte es mir größer vorgestellt.

In Matildas Regalen standen die Bücher alphabetisch geordnet und sehr gerade, in ihrer Spüle und auf ihrem Tisch stand nichts, die Teller und Tassen in einer Vitrine, alles sah aus, als wären Kleider auf dem Boden und die Nähmaschine auf dem Schreibtisch alles, womit Matilda hantierte. »Ich wusste gar nicht, dass du so viel nähst«, sagte ich.

»Möchtest du was trinken?«, fragte sie. »Gern«, sagte ich. Matilda ging in die Küche. Ich ging die Bücherregale entlang. Matilda fragte etwas aus der Küche.

»Wie bitte«, rief ich.

Matilda räusperte sich. »Tee oder Kaffee?«, rief sie.

»Kaffee wäre gut«, rief ich zurück.

Ich ging vorsichtig über weite und enge Hosen, lange und kurze Kleider, Röcke, Blusen und Stoffe, aus denen

noch nichts geworden war. Neben dem Schreibtisch hing ein vergilbtes altes Hochzeitskleid. Über dem Bett hing ein Kimono und Fotos von Matilda mit vielen Leuten drum herum, meistens war Matilda in der Mitte. Meistens lachte sie und lehnte ihren Kopf an jemanden, an einen, der sie jetzt zurückwollte, einen, der mittlerweile verschwunden war, einen, den sie jetzt zurückwollte, und an einen, dem Matilda mittlerweile verschwunden war. Matilda hatte von allen, die sie zurückwollten, von allen, die sie zurückgewollt hatte, und von allen Verschwundenen erzählt, so genau, dass ich sie wiedererkannte wie jemanden, der in der zehnten Klasse von der Schule abgegangen ist. Insbesondere die Verschwundenen erkannte ich gleich.

»Fertig«, rief Matilda.

Ich ging in die Küche. »Warum hast du dir die Sachen in Geschenkpapier einwickeln lassen?«, fragte ich. Matilda stellte Milch auf den Tisch und zündete sich eine Zigarette an. »Ich wollte dir Gelegenheit geben, etwas zu sagen«, sagte Matilda.

Ich nahm mir eine von Matildas Zigaretten. »Die Verschwundenen habe ich gleich erkannt«, sagte ich. Matilda lachte.

Jeromin nahm Korrekturen vor. »Du hüpfst«, sagte er, wenn ich neben ihm herging, »du gehst nicht, du hüpfst.« Ich sagte: »Ich gehe, Jeromin. Ich gehe, wie jeder andere auch.«

»Nein«, sagte Jeromin, »du hüpfst, du berührst ja kaum den Boden«, sagte er.

Ich guckte auf meine Füße. Ich war wie aus Luft, seit Jeromin gesagt hatte, ich sei wie aus Luft. Ich bin gut in Verwandlungen. Viele sind gut darin. Mein Vater beispielsweise verwandelt sich in den ihm am nächsten stehenden Toten. Die am nächsten stehenden Toten werden zahlreicher, und er kommt mit den Verwandlungen nicht nach. Mein Vater sah zwanzig Jahre lang aus wie sein toter Vater. Seit seine Schwester tot ist, verformt sich sein Hinterkopf langsam zu ihrem, wird sein Mund voller und sein Haar lockiger wie ihr Mund und ihr Haar.

Obwohl ich fürchtete, dass Sylvester sagen würde, an Matilda sei irgendetwas impertinent und nervös, brachte ich Matilda mit.

»Guten Tag«, sagte Matilda.

»Sylvester«, sagte Sylvester, »ich habe schon auf dich gewartet.«

Sylvester setzte sich an den Küchentisch und winkte Matilda heran, als wolle er ihr etwas Erstaunliches zeigen, das gleich wieder verschwinden würde. Matilda und ich setzten uns Sylvester gegenüber.

»Es geht mich ja nichts an«, sagte er zu Matilda.

»Nein«, sagte ich.

»Ich will mich ja auch nicht einmischen«, sagte er zu Matilda.

»Tust du aber«, sagte ich.

»Aber findest du nicht auch«, fragte Sylvester Matilda, »dass sie die Beine in die Hand nehmen sollte?«

»Wer?«, fragte Matilda.

»Wie bitte?«, fragte Sylvester, weil er glaubte, Matilda spreche nur vorübergehend leise.

»Wessen Beine?«, fragte Matilda.

»Was?«, fragte Sylvester.

»Er meint Jeromin«, sagte ich.

»Ach so«, sagte Matilda.

»Könnt ihr vielleicht über was anderes reden?«, fragte ich.

Wir setzten uns auf das Sofa, und Sylvester und Matilda redeten über etwas anderes, besonders lange darüber, wie man etwas vorsätzlich verliert. Matilda saß links, Sylvester rechts von mir, wir hatten die Beine angezogen, und wenn es nichts zu sagen gab, guckten wir auf sechs Knie. Irgendwann hatten Matilda und Sylvester Hunger, Sylvester holte Chips und irgendeine Soße und stellte die Soße auf mein Knie.

»Was ich noch sagen wollte«, sagte Matilda und erzählte Sylvester alles, was sie noch sagen wollte. Sylvester war mittlerweile klar, dass Matilda nicht vorübergehend leise gesprochen hatte, und weil er so nah wie möglich an ihr Gesicht musste, gerieten alle Knie in eine Schräglage. Ich hielt die Soße fest.

»Wo du gerade davon sprichst«, sagte Sylvester, als Matilda fertig erzählt hatte, und erzählte alles über das, wovon Matilda gerade gesprochen hatte. Ab und zu tunkten sie ihre Chips in die Soße auf meinem Knie.

Ich wurde müde, weil Jeromin fand, ich sei wie aus Luft. Wir schliefen miteinander und lachten nicht mehr, weil es das Einzige blieb, das einfach war. Jeromin stand schnell auf und ging in die Küche, ins Badezimmer, auf den Balkon. Ich wollte nicht von einem Gespenst umzingelt und nicht die sein, die eine nicht war, und ich wollte, dass überhaupt nichts mehr weiß war. Ich dachte darüber nach, ob man sich nur in nahe stehende Tote oder auch in nahe stehende Verschwundene verwandeln könnte, ich wollte nicht wie aus Luft oder wie eine nahe stehende Verschwundene oder sonst ein Gespenst von einem Gespenst sein. Gespenster kommen oft vor und die Gespenster von Gespenstern nirgends.

Jeromin macht Pläne. In seiner Wohnung gab es blöckeweise Millimeterpapier, das auf weiß lackierte Reißbretter geklemmt war. »Ich gehe«, schrieb ich auf das Millimeterpapier, »ich gehe, wie jede andere auch.«

In den nächsten Nächten begutachtete Sylvester die Höhe meiner Beckenknochen. Morgens stellte er mir Bananen in Schokoladensoße oder mit Camembert auf den Tisch. »Das stopft«, sagte er.

Matilda zog an meiner Hose, wenn wir spazieren gingen, die erst auf der Taille, dann auf den Hüften saß und dann überhaupt nicht mehr. Es war zwar nichts mehr weiß, dafür aber überall empfindlich kalt.

»Wirst du jetzt krank?«, fragte Matilda, als wir zum zweiten Mal in unserer Küche saßen und Sylvester an die Tür gegangen war, um der Nachbarin zu öffnen.

»Nein«, sagte ich, »ich kann nur einfach nichts essen.«

Matilda wartete auf der anderen Straßenseite. Es wurde draußen nicht mehr kalt und schon gar nicht empfindlich, Matilda trug lange und kurze Kleider mit seltsamen Ärmeln. Wir gingen oft zur Brücke, setzten uns ans Geländer und schoben die Beine durch die Stäbe. Wir guckten auf Tanker und Ausflugsschiffe mit bunten Glühbirnen und Paartanz und hatten uns alles und nichts zu sagen.

»Du verlierst deine Sandalen«, sagte ich zu Matilda, die mit den Beinen über dem Fluss baumelte, obwohl Matilda nicht aussah, als könne sie irgendetwas verlieren. Matilda sah ziemlich oft aus, als könne sie überhaupt nichts verlieren.

Als ich weinte wegen allem, was man nicht vorsätzlich verlieren kann, und allem, was mit dem Vorbeigehen nicht aufhört, umarmte mich Matilda von der Seite, ihr einer Arm lag über meiner Brust, der andere auf meinem Rücken, und ihre Hände verschränkten sich auf meiner Schulter. Ich weinte in die seltsamen Ärmel ihres Kleides. »Verzeihung«, sagte ich. »Macht nichts«, sagte Matilda. Unter uns fuhr ein Tanker schräg an einem Ausflugsdampfer mit Paartanz vorbei.

»Vielleicht verwandelt er sich ja noch«, sagte Matilda.

»Wie meinst du das?«, fragte ich.

»Irgendwann, meine ich«, sagte Matilda, »in etwas, das eher klein, eher weit weg und zusammenhanglos ist.«

»Ja«, sagte ich, weil ich Verwandlungen kenne. »Nein«, sagte ich, weil Verwandlungen lange dauern.

»Mal sehen«, sagte Matilda.

»Mal sehen«, sagte ich.

Ich fragte Matilda, ob sie glaube, dass immer der entscheidender ist, der geht, als der, der bleibt. Matilda baumelte mit den Beinen und ließ ihre Sandalen an die Fersen klatschen. »Ich würde gern noch bleiben«, sagte sie.

Siebtes Kapitel

in dem Sylvester eine Idee hat und im Supermarkt etwas begreift. Später tanzen alle.

Matilda schläft immer noch, und Sylvester und ich stehen vor ihrem Bett. Sylvester hat eine Liste in der Hand. »Wir können fast überallhin, aber erst übermorgen«, flüstert er.

»Und was machen wir bis dahin«, flüstere ich.

Sylvester betastet sein Pflaster. »Wir brauchen Normalität, in erster Linie«, sagt Sylvester.

»Nicht so laut«, flüstere ich.

Januar steht auf und geht um mich herum, dann geht er um Sylvester herum. Januar läuft eine Acht. Ich streiche ihm über den Rücken. »Wir machen etwas ganz Normales«, flüstert Sylvester. »Kino?«, flüstere ich. »Nein«, flüstert Sylvester, »wir feiern ein Fest für Matilda.«

»Was?«, flüstere ich.

»Du hast deinen Geburtstag zuerst auch nicht feiern wollen, und dann hat's dir gefallen«, flüstert Sylvester. »Matilda hat aber nicht Geburtstag, und es geht ihr schlecht«, sage ich und warte darauf, dass Sylvester antwortet, jeder Tag sei ein Geburtstag, weil das Medium so etwas sagt.

Matilda dreht sich auf den Rücken und macht die Augen auf. »Guten Tag«, sage ich.

»Guten Tag«, sagt Sylvester.

»Hallo«, sagt Matilda.

»Wir feiern ein Fest«, sagt Sylvester.

»Auf gar keinen Fall«, sagt Matilda. Sie sagt das etwas abwesend. »Siehst du«, sage ich zu Sylvester, »es ist eine Schnapsidee.«

Sylvester setzt sich neben Matilda auf das Bett und fängt an zu erklären, warum man jetzt in erster Linie Normalität brauche und zur Normalität auch das spontane Feiern gehöre, »lieber nicht«, sagt Matilda, Sylvester erklärt weiter, und weil er sehr lange erklärt und Matilda abwesend ist, sagt sie schließlich: »Wenn du unbedingt meinst.«

Ich gehe hinter Sylvester her. »Das ist eine Schnapsidee«, sage ich, »Matilda geht es viel zu schlecht für ein Fest.«

Sylvester schiebt einen riesigen Einkaufswagen die Supermarktregale entlang.

»Wir haben doch noch überhaupt niemanden eingeladen«, sage ich. »Vielleicht wäre es besser, erst einzuladen und dann einzukaufen.«

Sylvester packt sechs Packungen Quark in den Einkaufswagen. »Ihr macht euch immer viel zu viele Sorgen«, sagt er.

Ich laufe um den Einkaufswagen herum und stelle mich Sylvester in den Weg. »Ja«, sage ich, »wir machen uns immer viel zu viele Sorgen. Wir machen uns Sorgen, wenn der Bäcker morgens irgendwie blöd geguckt hat. Wir machen uns Sorgen, dass irgendetwas an oder in uns ersetzt oder ausgeschält werden muss, dass wir den Bus verpassen, dass deine Wunde sich infiziert oder dass der Herd an ist oder der Wasserhahn läuft oder dass wir auf einen Brief die falsche Adresse geschrieben oder den falschen Brief in den Umschlag mit der richtigen Adresse getan haben, wir machen uns Sorgen, dass wir für den, der hinter uns Fahrrad fährt, zu langsam Fahrrad fahren, wir machen uns Sorgen, dass unsere Eltern, die wir heute wieder nicht angerufen haben, morgen sterben könnten, dass irgendwer nicht wieder anruft oder dass irgendwer wieder anruft, wir sorgen uns im Sommer wegen der Sonne und im Winter wegen dem Eis, wir sorgen uns am Tag, dass wir in der Nacht nicht schlafen können, und in der Nacht, dass wir am Tag müde sein werden. Und dann machen wir uns auch noch Sorgen darüber, dass du denken könntest, wir machen uns zu viele Sorgen«, sage ich, nehme eine Packung Mozzarella und werfe sie in den Einkaufswagen.

Sylvester streckt seinen Arm über den Wagen und streicht mir über die Wange. »Wein doch nicht, mein Mädchen«, sagt er.

Ich wische mir über die Nase. »Sag irgendwas«, sage ich, »sag irgendwas, und ich verspreche dir, dass Matilda oder ich uns schon Sorgen darüber gemacht haben.« Sylvester guckt an mir herunter. »Schöne Schuhe«, sagt er. »Verstauchte Knöchel«, sage ich. »Liebe«, sagt Sylvester. »Das Ende von Liebe«, sage ich. »Ein Fön«, sagt Sylvester. »Kabelbrand«, sage ich. »Ich weiß«, sagt Sylvester.

Matilda sitzt im Auto vor dem Supermarkt und schläft. Sylvester und ich packen die Einkäufe in den Kofferraum und fahren nach Hause. Matilda schwankt auf dem Rücksitz leicht hin und her wie eine Zimmerpalme beim Umzug. Wir wecken Matilda, tragen die Einkäufe die Treppen hoch, stellen die Tüten in die Küche und setzen uns an den Küchentisch.

»So kurzfristig hat doch aber niemand Zeit«, sagt Matilda und gähnt. Ich hole das Telefon. Weil Matilda sich lange bei niemandem mehr gemeldet hat, laden wir vorsichtshalber auch Leute ein, die mit Matilda nichts zu tun haben. Sylvester lädt die Nachbarin und ein paar Tontechniker ein.

»Willst du auch jemanden?«, fragt Sylvester. »Nein«, sage ich. »Jeromin?«, fragt Sylvester, und er fragt das, weil er weiß, dass ich nein sagen werde.

»Ja«, sage ich.

»Bist du sicher?«, fragt Sylvester.

»Nein«, sage ich.

Sylvester fängt an, die Einkäufe auf dem Tisch zu stapeln. Ich blättere in Matildas Adressbuch und frage sie, wen wir einladen sollen. »Egal«, sagt Matilda und gähnt, und ich überlege, ob sie aus Versehen zu viele Tabletten genommen hat. »Es tut mir leid, aber ich glaube, ich muss mich noch kurz hinlegen«, sagt sie. Matilda geht in Sylvesters Zimmer und legt sich ins Bett.

»Eine Schnapsidee ist das«, sage ich zu Sylvester, »in ihrem Zustand«, und Sylvester holt einen Topf. Ich nehme das Telefon und lade alle ein, bei denen Matilda sich nicht gemeldet hat, »eine Überraschungsfeier«, sage ich, obwohl Überraschungsfeiern genauso sind wie Reinfeierfeste. »Das ist aber sehr kurzfristig«, sagen alle.

»Darf ich mal einen Vorschlag machen?«, fragt Sylvester und reißt die Quarktüten auf. »Bitte sehr«, sage ich. Sylvester tut den Quark in den Topf. »Also«, sagt er, »ich finde, wir laden Herrn Mohn ein.«

»Bist du verrückt?«, frage ich.

»Ist doch ein netter Typ«, sagt Sylvester und schlägt Eier in den Topf. »Herr Mohn ist überhaupt kein netter Typ«, sage ich. »Aber du musst doch dreimal die Woche bei ihm arbeiten«, sagt Sylvester. »Ja und?«, frage ich und kippe Zucker in den Topf. Sylvester holt einen Mixer. »Dann wäre es doch schön, wenn er ein netter Typ wäre«, sagt Sylvester und macht den Mixer an.

Sylvester backt einen Kuchen, dann noch einen, Sylvester kann Süßspeisen gut, und ich mache Frikadellen und alle Dips, die ich kann. Matilda kommt wieder in die Küche. Wir setzen uns an den Küchentisch und warten.

Dann kommen alle, bei denen Matilda sich lange nicht mehr gemeldet hat, sogar der, der Matilda mit Januar zurückgewinnen wollte. »Hättest dich ja mal melden können«, sagen sie und lachen, und es ist sehr schnell sehr voll.

Unsere Küche ist voll, das Wohnzimmer, Sylvesters und mein Zimmer. Matilda sitzt am Küchentisch, lächelt und ist abwesend.

Im Badezimmer treffe ich Sylvester, der versucht, sich einen Fleck aus dem Hemd zu reiben. »Woher kennt ihr eigentlich immer diese ganzen schönen Leute?«, frage ich und reibe an Sylvesters Hemd herum. Sylvester betastet das Pflaster auf seiner Stirn. »Halte dich an uns«, sagt Sylvester und grinst, »dann fällt auch ein Glanz auf dich«, und küsst mich auf den Nacken.

Sylvester und ich haben das Nachschenken übernommen, das Reden und Tanzen müssen wir nicht übernehmen, weil alle von alleine reden und tanzen, alle reden durcheinander, und immer umarmt mich einer oder zieht mich auf einen Stuhl oder legt von hinten den Arm um mich, auch Sylvester wird immer irgendwo hingezogen, und wenn man immer umarmt oder irgendwo hin- oder runtergezogen wird, ist es sehr schnell später, als man dachte, und als es viel später ist, als ich dachte, klopft jemand laut und so, als habe er schon sehr lange geklopft. Ich mache die Tür auf. Vor der Tür steht Herr Mohn und hat einen Blumenstrauß in der Hand.

»Ich stehe schon etwas länger hier«, sagt er.

»Das tut mir leid«, sage ich und zeige hinter mich, dorthin, woher all das Reden, das Lachen und die Musik kommt. Ich denke an seine Doppeltür. »Kommen Sie doch rein«, sage ich. Herr Mohn macht zwei Schritte in den Flur, in dem lauter leere Weinflaschen stehen. Herr Mohn ist außerhalb des Geschäfts noch größer. Er hat Spreu in den Haaren und eine Feder am Ärmel.

»Sie haben da was, und da auch«, sage ich. Herr Mohn fährt sich durch die Haare und zupft die Feder vom Ärmel.

»Halten Sie das denn aus, mit der Lautstärke?«, frage ich. Herr Mohn lächelt mich an. »Machen Sie sich keine Sorgen«, sagt er, »ich habe getrunken.«

»Ach so«, sage ich. Ich bringe Herrn Mohn in die Küche, und in der Küche ist er noch größer. »Sind Sie der

Vater?«, fragt einer, den ich von Matildas Fotos kenne. »Nein«, sagt Herr Mohn, »ich kenne die Dame ehrlich gesagt nur vom Sehen«, und weil er umzingelt ist, hebt er die Arme, um sich besser zu Matilda umdrehen zu können.

»Schön, dass Sie es einrichten konnten«, sagt Matilda. Herr Mohn streckt Matilda den Blumenstrauß entgegen. »Das wäre doch nicht nötig gewesen«, sagt sie, abwesend, als hätte Herr Mohn ihr ein Wechselgeld zurückgegeben.

Sylvester gibt Herrn Mohn ein Glas Wein und sagt: »Freut mich.« Herr Mohn trinkt das Glas in zwei Zügen aus. »Freut mich auch«, sagt er.

»Ich zeige Ihnen mal das Wohnzimmer«, sage ich. »Wie bitte«, ruft Herr Mohn. »Das Wohnzimmer«, rufe ich. Und dann ist es sehr schnell noch viel später.

Noch viel später küsst Sylvester die Nachbarin nicht, obwohl es so aussah, als würde er sie küssen, und ich bin froh, dass er sie nicht küsst und nichts in eine Schräglage gerät. Matilda sitzt in der Küche. Matilda sitzt die meiste Zeit mit verschiedenen Leuten in der Küche und lächelt, ich bin oft an Matilda vorbeigekommen, »ist es eine Schnapsidee gewesen?«, habe ich gefragt, und Matilda hat den Kopf geschüttelt. Sylvester sitzt mit der Nachbarin und einem, der mir vorhin gesagt hat, Matilda strahle heute eine solche Ruhe aus, in der Küche und redet über Geräusche. Eine Frau, die ich von Matildas Fotos kenne, sitzt auf dem Sofa und versucht, einen Flaschenkorken in Januars Ohren zu wickeln. Neben der Frau sitzen Herr Mohn und ich.

»Ich kann nichts mehr sehen«, sage ich.

»Das kommt vom Wein«, sagt Herr Mohn.

Er ist auch im Sitzen sehr groß, ich muss den Kopf in den Nacken legen, um Herrn Mohn in die Augen sehen zu können. »Sie sind irgendwie größer geworden«, sage ich. »Finden Sie«, sagt Herr Mohn. Er guckt in sein Weinglas. »Ist ja schön«, sagt er, »dass wir jetzt auch mal privat zusammensitzen.«

Herr Mohn hat einen grauen Haarkranz, den er sich nach vorne gebürstet hat. Die Haarspitzen liegen über seinen Ohren.

»Dass Sie das aushalten«, sage ich.

»Was denn?«, fragt Herr Mohn.

»Den Lärm«, sage ich, »wegen Ihrer Empfindlichkeit.«

»Ich habe getrunken«, sagt Herr Mohn.

»Dann geht es?«, frage ich.

»Ja«, sagt er und trinkt sein Glas leer.

»Dann trinken Sie doch mal was im Geschäft«, sage ich. Herr Mohn lächelt mich an. »Ich bitte Sie«, sagt er.

Die Frau neben Herrn Mohn versucht immer noch, einen Korken in Januars Ohr zu wickeln.

»Ist das ein Hund?«, fragt Herr Mohn.

»Schätze schon«, sagt die Frau mit dem Korken.

Vor uns auf dem Tisch sind leere Teller und Gläser und das Zellophanpapier von Blumensträußen.

Weiter hinten tanzen ein Tontechniker und eine Frau, die ich in Matildas Adressbuch gefunden habe, sie tanzen zu immer demselben Lied, weil der andere Tontechniker, der die Musik gemacht hat, auf Repeat gedrückt hat und nach Hause gegangen ist und keiner das Lied auswechselt. Der Tontechniker und die Frau tanzen schon sehr lange. Das Glas der Frau steht auf dem kleinen Tisch neben dem Sofa. Ab und zu löst die Frau sich von dem Tontechniker, kommt zum Sofa, nimmt einen Schluck Wein, lacht uns zu und hat einen Abdruck vom Pullover des Tontechnikers auf der Wange.

Ich denke an Matilda, die in der Küche sitzt und abwesend ist, an die grüne Schreibunterlage des diensthabenden Psychiaters, an Tabletten, die man sich unter die Zunge legt, an Matildas Mütze, den verrenkten Rückspiegel und den Fußbereich auf der Fahrerseite. »Wissen Sie was«, sage ich, »wir tanzen jetzt mal.«

»Meinen Sie?«, fragt Herr Mohn. »Ja«, sage ich. »Also dann«, sagt er, »dann darf ich bitten.« Herr Mohn steht auf und hält mir seine Hand hin.

Wir gehen in die Mitte des Wohnzimmers. Ich überlege, ob Herr Mohn wohl nachgeben wird wie ein Teig, wenn ich meinen Arm auf seine Schulter lege.

»Wir ziehen das jetzt durch«, sage ich.

»Wie bitte?«, fragt Herr Mohn.

»Nichts«, sage ich und lege meinen Arm auf seine Schulter, die sehr weit oben ist. Herr Mohn gibt nicht nach.

»Geht es so?«, fragt er. »Ja«, sage ich, »so geht es sehr gut.«

Wir tanzen neben dem Tontechniker und der Frau, die eigentlich gar nicht tanzen, sondern aneinander hängen, und weil irgendwann alle, die in der Küche waren, gegangen sind, kommen Sylvester und Matilda aus der Küche, setzen sich erst zu der Frau mit dem Korken und Januar auf das Sofa, stehen dann wieder auf und tanzen auch. Niemandem fällt auf, dass jetzt schon seit mindestens einer dreiviertel Stunde das gleiche Lied läuft. Ich hätte gern, dass mir das auch nicht auffällt, ich wäre gerne so betrunken, dass mir gar nichts mehr auffällt. Sylvester und Matilda fällt auch nicht auf, dass ich mit Herrn Mohn tanze, obwohl ich das sensationell finde, es fällt Sylvester nicht auf, weil er betrunken ist, und es fällt Matilda nicht auf, weil sie abwesend ist, Matilda lächelt wie beim Wechselgeld, Sylvester lächelt betrunken und versucht, mit Matilda zu tanzen und gleichzeitig Herrn Mohn oder der Frau des Tontechnikers auf die Schulter zu klopfen. Sylvester, Matilda, Herr Mohn und ich tanzen irgendwann eigentlich auch nicht mehr, sondern hängen aneinander, und irgendwann klopft Sylvester Herrn Mohn auf die Schulter. Herr Mohn reagiert nicht, weil Sylvester schon die ganze Zeit versucht hat, ihm auf die Schulter zu klopfen. Herr Mohn hat die Hände hinter meinem Rücken gefaltet. Meine Hände liegen auf Herrn Mohns Rücken, weil seine Schultern auf Dauer zu weit oben sind, mein Kopf liegt knapp unterhalb von Herrn Mohns Brust, wo es nach Seife, Schweiß und Trockenfutter riecht. Sylvester klopft Herrn Mohn immer noch auf die Schulter. »He«, sagt er. Ich hebe den Kopf. Sylvester lacht. »Du hast da einen Abdruck auf der Backe«, sagt er, »und jetzt wechseln wir mal.«

Matilda fällt Herrn Mohn in die Arme, und ich falle Sylvester in die Arme. Matilda sieht aus, als wäre es egal,

mit wem man tanzt oder an wem man hängt. Sylvester sagt etwas von oben auf meinen Kopf.

»Wie bitte?«, frage ich.

»Nicht so fest«, sagt er.

Achtes Kapitel

in dem die Erzählerin und Sylvester einiges über Königshäuser erfahren und mit Gummibändern und fleischfressenden Pflanzen hantiert wird.

Wir können fast überallhin, weil Sylvester am Telefon besorgt geklungen hat. Sylvester hat zehn Telefonate lang besorgt geklungen, und jetzt geht es los.

Wir fahren durch die Stadt. Matilda ist wieder wacher, aber sie sagt nichts, als dürfe sie wegen winziger Knoten auf den Stimmbändern nichts sagen, und zeichnet die Umrisse des Flecks auf Januars Kopf nach, einem hellgrauen Fleck. Sylvester hat den Stadtplan auf dem Schoß, fährt mit dem Zeigefinger darauf herum oder dreht am Autoradio und sagt nichts. Ich sitze auf dem Beifahrersitz, ziehe die Beine an und rutsche nach unten. Ich gucke auf die winzigen Poren auf dem Gummistreifen am unteren Rand der Fensterscheibe und sage auch nichts.

Wir fahren vier Tage lang herum, sagen nichts und parken vor Häusern, die größtenteils hell angestrichen sind, weil man dem nicht selbständig abklingenden Psychischen besser nicht mit gedeckten Farben kommt.

Sylvester und ich sitzen in Wartezimmern, während Matilda hinter getarnten oder sichtbaren Doppeltüren vor einem Schreibtisch sitzt.

Sylvester und ich warten und lesen Artikel, die mit Notfällen nichts zu tun haben, Artikel über intakte Natur und gelungene Prinzen. Die Artikel über Natur sind lang. Weil in jedem Wartezimmer die gleichen Zeitschriften liegen, lesen wir die Artikel im nächsten Wartezimmer zu Ende. Wenn Matilda in das Wartezimmer kommt, lassen wir die Zeitschriften auf die Beistelltische fallen und fragen, wie es war. »Gut«, sagt Matilda. »Geht so«, sagt sie, wenn wir im Auto sitzen.

Der erste Therapeut, erzählt Matilda, hatte Staub auf den Schultern und milchige Fenster. Es roch nach nassen Kastanien. Der Therapeut saß hinter einem orangefarbenen Schreibtisch, schaute immer wieder auf seine Schultern und rieb seine riesigen, vom Reiben roten Hände, als würden sie dadurch weniger.

Als Matilda zu Ende geredet hatte, zog der Therapeut eine Schublade auf und holte ein Säckchen voll Gummibänder heraus. Er nahm Matildas Hand und streifte ihr eins der Gummibänder über das Handgelenk. Er hielt ihre Hand fest, drehte ihre Handfläche nach oben, zog an dem Gummiband und ließ es zurückschnellen.

»Au«, sagte Matilda.

»Machen Sie das jedes Mal, wenn Sie Angst bekommen«, sagte der Therapeut. »Zupfen Sie an dem Gummiband und sagen Sie: *Ich bin in der Realität. Ich schaffe es.* – So kommen Sie über jede Straße.«

Er räusperte sich. »Sagen Sie das mal«, sagte er.

»Ich bin in der Realität, ich schaffe es«, sagte Matilda und zupfte an dem Gummiband.

»Ruhig entschlossener«, sagte der Therapeut.

»Ich bin in der Realität, ich schaffe es«, sagte Matilda.

»Zuerst zupfen«, sagte der Therapeut.

»Ich werde es mir merken«, sagte Matilda. »Nächste Woche sehen wir weiter«, sagte der Therapeut. »Gern«, sagte Matilda und ging ins Wartezimmer.

Der zweite Therapeut hatte bemalte Teller aus Keramik an den Wänden und auf dem Schreibtisch eine fleischfressende Pflanze. »Klappfallenprinzip«, sagte der Therapeut. Als Matilda zu Ende geredet hatte, zog er eine Schublade auf und legte eine Dose und eine Pinzette neben die Pflanze. In der Dose waren tote Fliegen. Der Therapeut nahm eine mit der Pinzette auf und hielt sie dicht vor Matildas Gesicht. »Das sind Sie«, sagte er. Matilda nickte. Der Therapeut hielt die Fliege vor eine der kirschroten Blüten mit winzigen Zähnen. »Und das«, sagte er und deutete auf die Blüte, »das ist Ihre Angst.« Die Blüte öffnete sich, und der Therapeut schob die Fliege hinein. Er schaute Matilda an, wie Sylvester einen anschaut, wenn er das Medium zitiert. Matilda nickte. Der Therapeut nickte auch. »Nächste Woche sehen wir weiter«, sagte er. »Gern«, sagte Matilda und ging ins Wartezimmer.

Die dritte Therapeutin hatte eine Tagesklinik. »Kommen Sie ruhig mit herein«, sagte sie zu Sylvester und mir, »Angehörige werden hier gern gesehen.«

Wir gingen durch einen Raum, in dem Frauen und Männer ohne Angehörige in Trainingsanzügen auf Sesseln saßen, die gemustert waren wie S-Bahn-Sitze. Sie rauchten, schauten vor sich hin auf die hellen Aquarelle, die in einer langen Reihe an der Wand hingen, oder auf etwas, das man nicht sehen konnte, und blätterten in zerlesenen Taschenbüchern. Auf einem Tisch lagen Zeitschriften vom Frühjahr. Vor dem Fenster stand eine Birke, deren Zweige gegen die Scheiben schlugen, aber das hörte man nicht.

»Ist das das Wartezimmer?«, fragte Sylvester. »Nein«, sagte die Therapeutin, »das ist das Wohnzimmer.« Sie deutete auf das Pflaster an Sylvesters Stirn. »Haben Sie sich was am Kopf getan?«, fragte sie.

»Nein«, sagte Sylvester.

Sie ging voran in einen Nebenraum und setzte sich auf einen Drehstuhl. »Wir machen hier Programm von acht bis acht«, sagte sie, »schlafen können Sie zu Hause.«

Matilda und ich setzten uns auf ein gemustertes Sofa. Sylvester lehnte sich an die Wand neben der Tür und guckte auf seine Schuhspitzen. »Wir bieten jeden Tag Gruppentherapie an und einmal die Woche Einzelstunden«, sagte die Therapeutin.

»Ah ja«, sagte Matilda.

»Ansonsten«, sagte die Therapeutin, »gibt es ein großes Freizeitprogramm. Wir haben genaue Stundenpläne«, sagte sie und hielt Matilda eine Liste entgegen, »es sind auch viele Ausflüge dabei, wenn Sie mal sehen möchten.«

Matilda faltete den Stundenplan auseinander, ich guckte ihr über die Schulter. Sylvester guckte immer noch auf seine Schuhspitzen. »Montag fünfzehn Uhr fünfzehn«, las ich vor, »Besichtigung der Feuerwehr.«

Sylvester hustete. Er öffnete die Tür und sagte: »Das reicht dann erst mal.«

Matilda und ich standen auf. »Vielen Dank«, sagte ich.

»Sie können auch gerne gleich morgen kommen«, sagte die Therapeutin.

Sylvester war schon draußen. Matilda und ich gingen durch das Wohnzimmer. Die Leute in den Trainingsanzügen hatten die Seiten ihrer zerlesenen Taschenbücher nicht weitergeblättert und hielten, glaube ich, die Zigaretten von eben immer noch halb geraucht zwischen den Fingern.

»Was ist denn los?«, fragte ich Sylvester, der draußen an Matildas Kühlerhaube lehnte und rauchte.

»Pass mal auf, Matilda«, sagte Sylvester, »ich fahre dich gerne überallhin, aber das mit der Feuerwehr werde ich nicht zulassen.«

»Was soll das denn«, fragte Matilda. Sylvester hatte noch nie etwas nicht zuzulassen versucht.

»Weil es so schlimm noch nicht ist«, sagte Sylvester.

»Wie schlimm?«, fragte ich.

»So schlimm, dass man um fünfzehn Uhr fünfzehn einen Ausflug zur Feuerwehr machen muss«, sagte Sylvester, »und so schlimm wird es auch nie sein.«

Sylvester klang besorgt. »Das verspreche ich dir«, sagte er, »und jetzt fahren wir nach Hause.«

»Nein«, sagte Matilda.

»Warum nicht?«, fragte Sylvester.

»Einer geht noch«, sagte Matilda.

Die letzte Therapeutin hat einen dänischen Praktikanten. »Darf er teilnehmen?«, fragt sie. »Gern«, sagt Matilda.

An den Wänden der Therapeutin ist nichts, und ihr Schreibtisch sieht aus wie ein Tapeziertisch. An der gegenüberliegenden Wand stehen zwei Videorecorder und ein Clipboard und alles wirkt, als sei es gerade erst hektisch zur Seite geschoben worden. Der Praktikant setzt sich hinter die Therapeutin, Matilda und ich setzen uns vor ihren Schreibtisch, Sylvester bleibt im Wartezimmer, weil er nichts mehr mit Besichtigungen zu tun haben will. Während Matilda redet, betrachte ich den Praktikanten, der mindestens siebenundvierzig ist. Er hat einen Block auf den Knien und schreibt mit.

Als Matilda zu Ende geredet hat, höre ich auf, den Praktikanten zu betrachten, weil ich darauf warte, dass die Therapeutin eine Schublade aufzieht und Röhrchen und Schachteln, Gummibänder, tote Fliegen oder Stundenpläne herausholt. Die Therapeutin holt nichts irgendwo heraus und lächelt Matilda an. »Das kriegen wir wieder hin«, sagt sie, als sei Matilda ein verrenkter Rückspiegel.

»Glauben Sie, ich bin verrückt?«, fragt Matilda. Sie hat das noch keinen ausdrücklich gefragt, vielleicht, weil sie lange gebraucht hat, um sich diese Frage zu überlegen, und alles, was nach der Frage kommen könnte, vor allem, was bei einer Stille oder einem Ja passieren könnte.

»Sie meinen, ob ich Ihre Angst verrückt finde?«, fragt die Therapeutin. »Ja«, sagt Matilda.

»Ich habe nur mit verrückten Ängsten zu tun«, sagt die Therapeutin, »den ganzen Tag lang. Man kann vor allem

Angst haben«, sagt sie und stützt die Ellenbogen auf den Schreibtisch und den Kopf auf die Hände, »man kann zum Beispiel Angst haben, sich zu waschen. Oder sich nicht zu waschen. Oder davor, ans Telefon zu gehen. Oder vor zu niedrigen Tischen oder davor, vor anderen Leuten zu essen, oder vor großen oder kleinen Räumen. Man kann davor Angst haben, sich in eine Diskussion einzumischen oder an Sitzungen teilzunehmen. Man kann vor Hochhäusern Angst haben oder vor Tiefgaragen oder vor dem eigenen Herz oder vor großen oder kleinen Tieren oder vor Tieren mit Haaren oder nackten Tieren oder davor, Briefe zu öffnen.«

»Bestimmte Briefe?«, frage ich.

»Alle«, sagt die Therapeutin.

»Und vor Autos und S- und U-Bahnen, vor Zügen oder Bahnhöfen. Insbesondere vor Bahnsteigen«, sagt sie.

»Insbesondere vor Bahnsteigen«, sage ich.

»Wahlweise Brücken«, sagt die Therapeutin. »Davor, sich selbst, sein Kind oder sonst einen Nahestehenden oder auch jemand völlig Fremden vor einen Zug oder von einer Brücke zu werfen. Man kann Angst vor allem haben, wo man sich selbst oder jemand anderen hinaus- oder vorwerfen kann. Vor Bussen, Schiffen, Türmen, Autos, Motorrädern bis hin zu entgegenkommenden Rollstühlen.«

Die Therapeutin lehnt sich zurück. »Reicht das?«, fragt sie. »Nein«, sagt Matilda.

Die Therapeutin lächelt. »Vor Lärm oder vor Stille kann man Angst haben, vor Batterien oder Kabeln oder Tunneln. Man kann Angst vor Blumen oder vor Bärten haben.«

»Vor Bärten?«, fragt Matilda.

»Und zwar vor allen Bärten«, sagt die Therapeutin, »und es gibt sehr, sehr viele Bärte.«

»Man kann auch vor Staub oder Wind Angst haben«, sagt sie, bevor Matilda fragen kann, warum man Angst vor Bärten hat. »Oder vor Puppen. Vor Uhren oder Glas oder Schnee. Vor Supermärkten. Davor, sich hinzusetzen. Vor Rasenflächen. Vor Fernbedienungen. Man kann auch Angst vor dem eigenen Bauchnabel haben«, sagt die Therapeutin. »Oder vor einem Toaster. Manche Leute trauen sich nicht mehr in ihre Küche aus Angst vor ihrem Toaster. Man kann sogar Angst vor den eigenen Haaren haben«, sagt sie, »dann kann man sich nicht mehr kämmen, und besonders problematisch wird es, wenn es am Kopf juckt. Und natürlich juckt es immer am Kopf, wenn man Angst vor seinen eigenen Haaren hat«, sagt die Therapeutin. »Und manche haben Angst vor ihrem eigenen Schlaf. Sie stellen Wassereimer vor die Balkontür, damit sie aufwachen, bevor sie sich im Schlaf vom Balkon stürzen«, sagt die Therapeutin, »versehentlich«, sagt sie.

Die Therapeutin sieht aus, als sei sie früher oft von etwas heruntergefallen und dann gleich wieder und freiwillig hinaufgeklettert, sodass sich nichts einnisten konnte. Sie dreht sich um. »Fällt dir noch was ein?«, fragt sie.

»Im Moment nicht«, sagt der Praktikant.

»Wie bitte?«, fragt Matilda.

»Im Moment nicht«, sagt der Praktikant.

»Und alle haben erst eine bestimmte Angst und können irgendwann gar nichts mehr«, sagt die Therapeutin. »Und alle können irgendwann wieder alles, und meistens besser als vorher.«

Ich stelle mir vor, wie Matilda besser als vorher über die Straße geht und wie sie besser in der Supermarktschlange steht.

»Haben Sie auch normale Ängste?«, fragt Matilda.

»Was sind normale Ängste?«, fragt die Therapeutin.

»Prüfungsängste«, sagt Matilda, »oder Lampenfieber oder Flugangst.«

»Ja«, sagt die Therapeutin, »Prüfungsängste, Lampenfieber und Flugangst habe ich auch.« Sie lehnt sich wieder zurück. »Allerdings nur, wenn sie nicht mehr schön sind«, sagt sie.

»Können denn Prüfungsängste und Lampenfieber und Flugangst schön sein?«, frage ich.

»Natürlich«, sagt die Therapeutin, »sehr schön sogar. Haben Sie übrigens Diazepame oder Ähnliches?«, fragt sie.

»Wie bitte?«, fragt Matilda.

»Tabletten, die Sie sich unter die Zunge legen sollen, zum Beispiel«, sagt die Therapeutin.

»Ja«, sagt Matilda. »Zeigen Sie mal«, sagt die Therapeutin. Matilda holt das Röhrchen aus ihrer Tasche. »Die brauchen Sie nicht«, sagt die Therapeutin und nimmt Matilda das Röhrchen schnell aus der Hand, als sei es ein Ausweis, den Matilda wegen eines misslungenen Passbilds lieber nicht herumgezeigt hätte.

»Doch«, sagt Matilda.

»Nein«, sagt die Therapeutin.

»Doch«, sage ich.

»Machen Sie sich keine Sorgen«, sagt die Therapeutin und steht auf. Sie geht zu einem Schrank, der neben mir an der Wand steht, zieht eine Schublade auf und legt das Röhrchen hinein.

In der Schublade der Therapeutin sind lauter Handys. Ich frage mich, ob sie mit Geräten handelt und ob eine mit Geräten handelnde Therapeutin vielleicht besser weiß, wie man möglichst am Leben bleibt.

Die Therapeutin setzt sich wieder hinter den Schreibtisch und guckt Matilda an. »Und jetzt?«, fragt sie.

»Sehen wir nächste Woche weiter?«, fragt Matilda.

»Sie müssen erst noch ein paar Dinge erledigen«, sagt die Therapeutin. »Wir brauchen eine Bestätigung, dass Sie physisch gesund sind.«

»Warum?«, frage ich.

»Weil es hier hoch hergehen wird«, sagt die Therapeutin. »Und dann«, sagt sie, »müssen Sie noch das hier ausfüllen.« Sie geht wieder zu dem Schrank und holt einen Stapel Papier.

»In Ordnung«, sagt Matilda.

»Entschuldigung«, sage ich zu dem Praktikanten, »sind Sie wirklich Praktikant?«

»Nicht wirklich«, sagt der Praktikant, und er sagt noch einiges mehr, etwas von einer dänischen Studie, was man wegen seines dänischen Akzents nicht gut verstehen kann. »Ach so«, sage ich.

»Er sieht sich das Konzept an«, sagt die Therapeutin.

Sie steht auf. »Das kriegen wir schon hin«, sagt sie und gibt uns die Hand. Wir gehen ins Wartezimmer.

Sylvester legt eine Zeitschrift auf den Beistelltisch. »Da seid ihr ja«, sagt er. »Jetzt können wir nach Hause«, sagt Matilda.

Neuntes Kapitel

in dem Sylvester sich versteckt, die Erzählerin gelöscht wird und der Hund abhanden kommt.

Sylvester sitzt auf dem Badewannenrand und sagt: »Ich bin nicht da.«

»Das ist nicht gut«, sage ich, gehe in den Flur und öffne die Tür. Vor der Tür steht Sonja. »Ist Sylvester da?«, fragt sie.

»Leider nein«, sage ich.

»Kann ich trotzdem kurz reinkommen?«, fragt Sonja. Ich halte ihr die Tür auf.

Sonja setzt sich an den Küchentisch, an dem Matilda mit dem Stapel sitzt, den sie ausfüllen muss. »Hallo Sonja«, sagt Matilda und zieht den Stapel näher zu sich heran.

»Hallo«, sagt Sonja. »Meint ihr, Sylvester ist sauer auf mich?«, fragt sie.

»Warum sollte er sauer auf dich sein?«, frage ich.

»Ich weiß nicht«, sagt Sonja, »aber er meldet sich nicht mehr bei mir.«

»Wenn er sich nicht mehr meldet«, sage ich und stelle einen Becher Kaffee vor Sonja, »dann heißt das nicht zwangsläufig, dass er sauer ist. Vielleicht heißt es zwangsläufig, dass er bekloppt ist.«

Sonja lächelt. »Möchtest du Milch und Zucker?«, frage ich. »Nein danke«, sagt Sonja und nippt vorsichtig an dem Kaffee. »Hat er denn irgendwas gesagt?«, fragt sie.

»Wozu?«, frage ich. »Dass er sauer auf mich ist«, sagt Sonja. »Nein, da hat er nichts gesagt«, sage ich.

»Stimmt«, sagt Matilda.

»Und wie geht es euch?«, fragt Sonja, hebt ihre schwarzen Locken an und lässt sie hinter den Schultern wieder fallen. Sonja hat eine ovale Stirn und sieht aus wie eine Madonna. »Gut«, sagen wir.

»Was machst du denn da?«, fragt Sonja und guckt auf den Stapel vor Matilda, »ist das für die Uni?«, fragt sie.

»Ja«, sagt Matilda, »eine Studie«, und zieht den Stapel noch näher an sich heran. »Aha«, sagt Sonja und nippt wieder an ihrem Kaffee, der immer noch zu heiß ist.

Ich überlege, was ich Sonja außer Sylvester und Milch und Zucker anbieten könnte. »Möchtest du vielleicht etwas essen?«, frage ich.

»Nein danke«, sagt Sonja.

»Oder vielleicht eine heiße Schokolade?«, fragt Matilda.

Immer, wenn Sylvesters Frauen in der Küche sitzen, möchten wir ihnen möglichst viel anbieten, Essen und Getränke, Geschichten über leuchtende Verwandte, selbst genähte Kleider oder Bücher.

»Nein danke«, sagt Sonja. »Wann kommt er denn wohl wieder?«, fragt sie.

»Das wissen wir leider nicht genau«, sagt Matilda.

»Er ist bei dem Medium«, sage ich.

»Was für ein Medium?«, fragt Sonja.

»Ein Medium, das ihm von früheren Leben erzählt. Sylvester war nämlich mal ein Frettchen«, sage ich. »Und danach ein Gerichtsvollzieher und davor ein Hutmacher. Lauter so Zeugs ohne Pepp.«

Sonja runzelt die Stirn. »Ich dachte immer, Sylvester ist dein bester Freund«, sagt sie und guckt in ihren Becher. »Meint ihr, es macht Sinn, auf ihn zu warten?«, fragt sie.

»Keine Ahnung«, sage ich, »so ein früheres Leben kann sich ja hinziehen.«

Sonja will gehen, aber ihren Kaffee, der nicht abkühlt, nicht stehen lassen, deshalb verbrennt sie sich die Lippen. Sie hält sich die Hand vor den Mund, ihre Fingernägel sind oval wie ihre Stirn.

Sylvesters Frauen sind schön. Sie sind schöner als Sylvester. Er trifft sie auf der Straße oder im Tonstudio. Sylvesters Frauen sind oft Schauspielerinnen, er geht mit ihnen in Cafés, wo Sylvesters Frauen erst nichts sagen und dann sehr viel, sie fangen an zu lachen und zu gestikulieren und werden dabei immer schöner, so schön, dass sie irgendwann glauben, sie seien nur dann schön und würden nur dann immer schöner, wenn Sylvester ihnen gegenübersitzt oder neben ihnen liegt.

»Laß ruhig stehen«, sagt Matilda, »ich trinke ihn«, obwohl Matilda neuerdings keinen Kaffee trinkt, weil sie gehört hat, er entziehe die Flüssigkeit, die man braucht, um nicht in Ohnmacht zu fallen.

»Gut«, sagt Sonja und steht auf.

»Möchtest du noch was für den Weg?«, frage ich. »Nein danke«, sagt Sonja. Sie küsst Matilda und mich rechts und links auf die Wangen, vorsichtig, als könnte durch Küsse eine Delle in der geküssten Wange zurückbleiben, wenn man nicht aufpasst. »Tut mir leid, dass du umsonst gekommen bist«, sage ich. Sonja schüttelt den Kopf und lächelt. »Bis bald«, sagt sie. Ich halte ihr die Tür auf, warte, bis Sonja ungefähr in der Mitte des Treppenhauses ist, dann werfe ich die Tür zu und gehe ins Badezimmer.

Sylvester sitzt immer noch auf dem Badewannenrand. Er betastet sein Pflaster.

»Und wenn sie aufs Klo gemusst hätte?«, frage ich.

»Sonja muss nicht aufs Klo«, sagt Sylvester.

Ich setze mich auf den Klodeckel. »Das geht so nicht, Sylvester«, sage ich.

»Du redest wie meine Mutter«, sagt Sylvester.

»Warum machst du das?«, frage ich.

»Du machst es auch nicht gut«, sagt Sylvester.

»Was mache ich nicht gut?«, frage ich. »Du gehst nicht ans Telefon«, sagt Sylvester. »Und weil du nicht ans Telefon gehst, kannst du mir nicht vorhalten, dass ich ins Badezimmer gehe.«

»Doch«, sage ich, »ich kann es dir vorhalten, weil ich in der Küche sitzen muss und lügen.«

»Ich lüge dafür am Telefon«, sagt Sylvester.

Matilda kommt mit ihrem Stapel ins Badezimmer und setzt sich neben Sylvester auf den Badewannenrand.

»Was machst du da?«, fragt Sylvester und deutet auf Matildas Stapel. »Kreuze«, sagt Matilda, »ich habe multiple choice.«

»Wie übrigens bei der Führerscheinprüfung«, sagt Sylvester und schaut mich an. »Darf ich mal sehen?«, frage ich, setze mich neben Matilda und gucke ihr über die

Schulter. Auf dem Blatt stehen einzelne Sätze, und neben jedem Satz nummerierte Kästchen von eins bis fünf. Eins bedeutet, dass man die Sätze nie denkt, und fünf, dass man sie immer denkt.

»Ich werde mich gleich übergeben«, lese ich vor.

»Ich habe bestimmt einen Hirntumor«, liest Matilda.

»Ich werde gleich blind«, lese ich.

»Ich werde nicht fähig sein, mich selbst unter Kontrolle zu halten«, liest Matilda.

»Ich verletze gleich jemanden«, lese ich.

Sylvester rutscht näher an uns heran und guckt über Matildas andere Schulter.

»Ich falle gleich in Ohnmacht«, liest er.

»Ich bekomme keine Luft mehr«, lese ich.

»Ich beginne gleich zu schreien«, liest Matilda.

»Ich werde gleich verrückt«, liest Sylvester.

»Ich sterbe gleich«, lese ich.

Matildas Hand liegt auf den Kästchen zwischen nie und immer. »Zeig doch mal«, sagt Sylvester. Matilda zögert. »Komm schon«, sagt Sylvester.

»Na gut«, sagt Matilda und nimmt ihre Hand weg.

Ihre Kreuze liegen zwischen häufig und immer, so dass sie keine dramatischen Zacken ergeben, sondern eher die verwachsene Birke vor der Tagesklinik. Neben die fünf Kästchen bei »Mein Kontakt zur Wirklichkeit bricht gleich ab« hat Matilda ein sechstes gemalt und es angekreuzt.

Wir gucken Matilda an. »Das gilt nicht«, sagt Sylvester, »mehr als immer gibt's nicht.«

Matilda legt den Stapel auf den Boden. »Und dann

muss ich einen Text schreiben mit dem Titel *Was ich tun würde, wenn ich keine Angst hätte*«, sagt sie.

»Bisschen holpriger Titel«, sagt Sylvester.

»Was würdest du denn machen?«, fragt Matilda.

»Keine Ahnung«, sage ich.

Matilda setzt sich auf den Boden und lehnt den Kopf gegen die Wanne. »Du würdest dich für die Ohrringe bedanken«, sagt sie. »Du würdest dich zur Magisterprüfung anmelden«, sagt Sylvester. Ich setze mich neben Matilda auf den Boden.

»Ich würde freihändig Rolltreppe fahren«, sage ich, »und ich würde keine blanken Spiegel blank reiben.«

»Darf ich das mit der Rolltreppe übernehmen?«, fragt Matilda. »Gern«, sage ich.

Ich gucke an die Badezimmerdecke, die ich noch nie gesehen habe. »Und außerdem«, sage ich, »würde ich bestimmte CDs nicht mehr verstecken und nicht mehr nur hören, wenn ihr weg seid.«

»Wo hast du denn CDs versteckt?«, fragt Sylvester.

»Unter dem Bett«, sage ich.

»Was für CDs?«, fragt Sylvester.

»Melissa Etheridge«, sage ich.

»Du hast CDs von Melissa Etheridge?«, fragt Sylvester.

»Alle«, sage ich.

»Jesus Christus«, sagt Sylvester, rutscht vom Wannenrand und setzt sich neben uns.

»Wer ist Melissa Etheridge?«, fragt Matilda.

»Sie macht ehrlichen Rock«, sagt Sylvester.

»Das ist doch nicht schlimm«, sagt Matilda.

»Doch«, sagt Sylvester.

Matilda schlägt Sylvester auf den Oberschenkel. »Und du?«, fragt sie.

»Keine Ahnung«, sagt Sylvester.

»Du würdest dich nicht im Bad verstecken«, sage ich.

»Was würdest du denn zum Beispiel nie tun?«, fragt Matilda.

»Nur Sachen, die man besser wirklich nicht tut«, sagt Sylvester.

»Hast du nicht vielleicht Höhenangst«, schlägt Matilda vor. »Ab und zu«, sagt Sylvester.

»Dann würdest du vielleicht auf einen Turm steigen, wenn du keine Angst hättest«, sagt sie.

Sylvester guckt Matilda an. »Ich habe aber gar keine Lust, auf einen Turm zu steigen«, sagt er, »und ich habe allerdings sehr große Lust, mich im Badezimmer zu verstecken.«

Sylvester dreht sich um und legt den Kopf auf meinen Bauch. »Ich muss einfach dringend mal raus hier«, sagt er.

Matilda steht auf, geht in die Küche und kommt mit zwei Handys zurück. »Ich gehe noch mal kurz«, sagt sie und gibt mir ein Handy. Das andere steckt sie in ihre Handtasche. »In Ordnung«, sage ich.

Matilda geht raus und kommt wieder herein. »Guck noch mal nach, ob es an ist«, sagt sie. Ich gucke auf das Display. »In Ordnung«, sage ich.

Sylvester guckt mich von meinem Bauch aus an. »Ich habe übrigens meinen Schlüssel verloren«, sagt Sylvester. »Scheiße«, sage ich.

Sylvester hat seinen Schlüssel schon oft verloren, Sylvester kriegt immer Mahnungen, und Sylvester weiß auch nicht, ob er irgendwo gemeldet ist. »Man muss aber gemeldet sein«, habe ich vorgestern in das Fenster über meinem Bett gesagt, in dem sich Sylvesters Gesicht spiegelte, »Ja«, sagte Sylvester in das Fenster, »ich glaube, ich bin auch irgendwo gemeldet«, »wo denn?«, fragte ich, und Sylvester sagte: »In Heidelberg, glaube ich.« Ich sagte: »Da warst du vor acht Jahren«, und Sylvester sagte: »Mit Zweitwohnsitz.«

Ich gucke auf Sylvesters Kopf auf meinem Bauch. »Hast du ihn im Studio gelassen?«, frage ich.

»Nein«, sagt Sylvester.

»Oder bei dem Medium?«, frage ich.

»Quatsch«, sagt Sylvester.

Ich überlege, ob ich Sylvester fragen soll, ob er trotzdem abends so tun könne, als suche er seinen Schlüssel, bevor er klingelt.

Sylvester hat den Plan erweitert. Weil Matilda nicht immer nur zu Hause sein könne, sagte Sylvester, brauche sie ein verlässlicheres Hilfsmittel als beruhigende Wörter, und daher schlug Sylvester vor, zwei Handys zu kaufen, eins für Matilda und eins für uns. »Dann kannst du telefonieren ohne stehen zu bleiben«, sagte er, »und du kannst um den Block gehen und hast jemanden, der dich anspricht, und kannst uns auf alles Mögliche hinweisen.«

»Sehr gut«, sagte ich und schlug vor, wegen des Handys die Therapeutin anzurufen, »vielleicht verleiht sie die ja«, sagte ich. Die Therapeutin hat eine Wartezeit, und sie während der Wartezeit anzurufen, und dann auch noch wegen eines Handys, fand Matilda, wäre so, als würde man unter einem Vorwand zum zweiten Mal jemand anrufen, in den man sich am Vortag verliebt hat.

Matilda ruft an, sobald sie das Haus verlassen hat. Während Matilda um den Block geht, gehe ich durch das Wohnzimmer, die Küche und durch Sylvesters und mein Zimmer. Matilda und ich weisen uns auf alles hin, was nicht groß und schwer und stattdessen eher herkömmlich ist, ich weise Matilda auf Sylvesters durchweichten Avocadokern hin, der auf der Fensterbank in der Küche steht und sich nicht weiterentwickelt, darauf, dass Matilda Post von beispielsweise der Bahn bekommen hat, und auf eine Neulieferung Stachelmäuse. Matilda weist mich auf die neue Auslage beim Optiker hin, man kann viel über Optikerauslagen sagen, weil sie besonders hässlich und mit Liebe zum Detail arrangiert sind, oder darauf, dass jemand Trompete oder Einparken übt oder dass Januar heute besonders schnell oder besonders langsam ist. Ich höre im Hintergrund Autos, Motorräder und die Straßenbahn, und alles zusammen klingt durch das Handy, als stünde Matilda mitten auf einem Rollfeld. Matilda hört im Hintergrund meine Schritte auf den Dielen, manchmal die Kühlschranktür und die Kaffeemaschine.

Manchmal versucht Matilda, über die Straße zu gehen. Manchmal steht sie mit Januar und ihrem Handy an der Ampel unter unserem Küchenfenster, und ich lehne mich mit meinem Handy über die Fensterbank. Wir gucken beide nach rechts und links und wieder nach rechts, Matilda von der Straße und ich vom Fenster aus. »Ich kann nicht«, sagt Matilda in ihr Handy.

Ich winke. »Geh rüber«, sage ich.

»Jetzt?«, fragt Matilda. »Jetzt«, sage ich.

»Ich kann nicht«, sagt Matilda.

Matilda hat gerade von dem neu eröffneten Restaurant erzählt, das bestimmt nicht durchkommt, dann sagt sie: »ich komme jetzt hoch«, und als sie klingelt, klingelt auch das andere Telefon.

»Ich reiche dich mal weiter«, sage ich. Sylvester hebt den Kopf von meinem Bauch, nimmt das Handy und geht zur Wohnungstür. Ich gehe ins Wohnzimmer und warte, bis der Anrufbeantworter anspringt.

»Hier ist Jeromin«, sagt Jeromin. »Bist du da?«, fragt er. Dann sagt er nichts mehr und legt nicht auf.

Ich warte darauf, dass Jeromin noch etwas sagt oder auflegt, aber er sagt nichts mehr und legt nicht auf. Ich überlege, wie viel Minuten Sprechzeit unser Anrufbeantworter hat.

Als Matilda hereinkommt, ist die Sprechzeit, in der Jeromin schweigt, immer noch nicht vorbei. Matilda steckt ihr Handy in die Tasche. Matilda und Sylvester gucken abwechselnd auf mich und das blinkende Lämpchen am Anrufbeantworter. Sylvester sagt: »So geht das nicht«, nimmt den Hörer ab und hält ihn mir ans Ohr.

»Guten Tag«, sage ich.

»Da bist du ja«, sagt Jeromin.

Matilda schreibt etwas auf einen Zettel und hält ihn mir vor das Gesicht. »Die Ohrringe«, steht darauf.

»Wie geht es dir?«, fragt Jeromin.

»Vielen Dank für die Ohrringe«, sage ich. »Leider habe ich gerade überhaupt keine Zeit.«

»Was musst du denn machen?«, fragt Jeromin.

»Ich muss packen«, sage ich.

»Und wie lange fährst du weg?«, fragt Jeromin.

»Ist nicht genau absehbar«, sage ich.

»Kann ich danach noch mal anrufen?«, fragt Jeromin.

»Gut«, sage ich, »bis dann.«

»Bis dann«, sagt Jeromin und legt auf. Matilda und Sylvester gucken mich an. »Wie war's?«, fragt Matilda.

Sylvester klingelt bei der Nachbarin und schenkt ihr die Christrosen, die Herr Mohn mir dieses Jahr geschenkt hat. Matilda packt einen Koffer, obwohl wir nur einen Tag bleiben wollen, ich packe eine Tasche, Sylvester hat keine Tasche und packt alles in Plastiktüten, und Januar läuft hin und her.

Als ich meine Tasche fertig gepackt habe, fange ich auch an, hin und her zu laufen, um zu gucken, ob der Herd aus ist und alle Aschenbecher in der Spüle stehen.

»Ich habe das noch nie verstanden«, sagt Sylvester.

»Lauf mir nicht hinterher, Sylvester«, sage ich.

»Ich verstehe das Konzept nicht«, sagt Sylvester.

»Ein Brand, der auf dem Küchentisch anfängt, breitet sich schneller aus als einer im Spülbecken«, erkläre ich.

»Du hast wohl Erfahrung mit so was«, sagt Sylvester.

»Nein«, sage ich.

»Und wenn ich dir verspreche, dass der Herd aus ist?«, fragt Sylvester.

»Dann glaube ich dir nicht«, sage ich.

»Und wenn du später nicht mehr weißt, ob der Herd aus ist?«, fragt Sylvester.

»Dann kehren wir um«, sage ich.

Wir bringen Tüten, Koffer, Taschen und Januar in Matildas Auto und setzen uns hinein.

»Warte mal«, sagt Matilda, als Sylvester den Schlüssel ins Zündloch steckt. Wir gucken Matilda an. »Ihr müsst mir versprechen, dass ihr nichts sagt«, sagt sie.

Wir fahren los, wir fahren über Autobahnen, und Sylvester erklärt, warum Matilda unbedingt etwas sagen müsse. Es ist laut, und Sylvester ruft seine Erklärungen in den Rückspiegel. Wir fahren über Landstraßen, Sylvester erklärt immer noch, dass Matilda etwas sagen müsse, allein schon wegen der Rechnung.

»Ich zahle selbst«, sagt Matilda.

»Wovon denn?«, fragt Sylvester.

»Das wird schon gehen«, sagt Matilda.

Ich verschweige Sylvester, dass er wegen der Rechnung Recht hat. »Wenn sie doch nicht will«, sage ich.

Wir fahren über Dorfstraßen, Matilda sagt: »Ich habe meine Gründe«, ich sage: »Sie hat ihre Gründe«, ich sage: »Übrigens, denk doch bitte daran, den Schlüssel nachmachen zu lassen«, um Sylvester abzulenken, aber Sylvester sagt einfach weiter, Matilda müsse etwas sagen, und kurz nach dem Ortsschild, kurz, nachdem Matilda gesagt hat: »Mach doch mal Melissa Etheridge«, bleiben wir im Schnee stecken.

»Setzt euch auf den Kofferraum«, sagt Sylvester, »das beschwert.«

Matilda und ich setzen uns auf den Kofferraum, stellen die Füße auf die Stoßstange, klappen unsere Kragen hoch, halten uns an den Schultern fest und bleiben so sitzen, bis wir da sind.

Matildas Vater umarmt Matilda, wie man sich mit fünfzehn beim Stehbluestanzen umarmt. »Schön, Sie wiederzusehen«, sagt Matildas Vater zu mir, »ja«, sagt Matildas Mutter. »Das ist Sylvester«, sagt Matilda. »Sylvester, guten Tag«, sagt Sylvester. Matildas Eltern schütteln Sylvester die Hand. Matildas Mutter deutet auf das Pflaster an Sylvesters Stirn. »Haben Sie was am Kopf?«, fragt sie. »Es geht schon wieder«, sagt Sylvester.

Matildas Mutter sieht Matilda an. »Du siehst wohl aus«, sagt sie.

»Du auch«, sagt Matilda.

»Wirklich?«, fragt Matildas Mutter und streicht sich mit den Handrücken über die Hüften.

Wir gehen in die winzige Küche. Neben dem Tisch steht ein Tannenbaum mit roten Kerzen. Es gibt Hirsch, weil Matildas Vater Wild mag, Matilda hat gesagt, er sei der Einzige, der Wild mag, Matildas Mutter möge Gans, und jetzt gebe es zu Weihnachten abwechselnd Gans und Wild,

Matilda hatte eigentlich gesagt, dass das Weihnachten mit Wild letztes Jahr gewesen sei.

Matilda, ihre Mutter und ich setzen uns auf eine Holzbank mit Intarsien, Matilda sitzt neben mir, Sylvester und Matildas Vater sitzen auf verzierten Stühlen. Wir essen Hirsch. Matildas Mutter isst viel Hirsch, »dafür habe ich extra drei Tage lang gehungert«, sagt sie. Sie erzählt von ihren Doktoranden und der afrikanischen Wüste, durch die sie im Frühling gewandert ist, und immer wieder, dass Matildas Bruder Sebastian heute aus Kiew anruft. Matildas Vater erzählt von seinen Doktoranden, von Neuseeland, durch das er im Frühling gewandert ist, und immer wieder, dass Sebastian heute aus Kiew anruft.

Matilda hat erzählt, dass ihre Eltern jedes Jahr viel von ihren Doktoranden und Ländern erzählen, sie erzählen es einmal im Jahr unter der grün geflochtenen Esstischlampe. Jedes Mal, hat Matilda erzählt, denke Matilda, wenn noch ein einziger Doktorand oder ein einziges Land dazukomme, brenne die Birne in dem grün geflochtenen Lampenschirm durch und alle säßen im Dunkeln.

»Warum fährst du eigentlich nie weg?«, fragt Sylvester.

Matildas Vater klopft Matilda auf die Schulter. »Meine Tochter winkt lieber hinterher«, sagt er. Er isst viel Hirsch und trinkt viel Wein.

Matildas Mutter raucht die leichtesten Zigaretten der Welt und inhaliert nur noch jeden zweiten Zug. Weil nicht inhalierter Rauch dick ist, ist sie oft im Nebel. Wir reden über das Aufhören und darüber, warum man nach Kiew geht im Gegensatz zu allen Mitschülern, die nach Frankreich oder Amerika gegangen sind. Ich versuche, mich auf Matildas Mutter und Sebastian in Kiew zu konzentrieren und gleichzeitig daran zu denken, dass wir versprochen haben, nichts zu sagen, weil Matilda ihre Gründe hat, ich muss immer wieder daran denken, damit ich nicht aus Versehen doch etwas sage. Eine Kerze am Weihnachtsbaum ist in eine Schräglage geraten. Ich rücke sie wieder gerade.

»Wollen wir Musik anmachen?«, fragt Matildas Mutter. »Gern«, sagen Sylvester und ich. »Lieber nicht«, sagen Matildas Vater und Matilda. Matildas Mutter legt eine Kassette in den winzigen Kassettenrecorder. Auf der Kassette ist Bonnie Tyler, Matildas Mutter mag Bonnie Tyler, Matilda hat erzählt, sie sei die Einzige, die Bonnie Tyler möge, Matildas Vater mag Bonnie Tyler nicht und stattdessen Rod Steward, Matilda hat erzählt, er sei der Einzige, der Rod Steward möge, und jetzt gebe es zu Weihnachten abwechselnd Bonnie Tyler und Rod Steward, und Matilda hatte eigentlich gesagt, dass das Weihnachten mit Bonnie Tyler letztes Jahr gewesen sei.

Matildas Mutter wippt. Sie nimmt das Telefon von der Fensterbank und stellt es auf den Tisch neben die Pfannen und Töpfe mit Hirsch, Kartoffeln und Rotkohl. »Das ist neu«, sagt Matilda. »Ja«, sagt Matildas Mutter, »es ist eins mit Lautsprecher, extra für heute.«

Matildas Eltern haben jetzt von allen Orten erzählt, durch die wir nicht gewandert sind. Matilda guckt auf ihren Teller, und es ist still.

Ich überlege mir eine Frage und komme nicht dazu,

mir zu überlegen, was danach passieren könnte, weil man wenigstens den Ansatz einer Frage haben muss, um zu überlegen, was danach passieren könnte.

Matildas Mutter und Matildas Vater sehen nicht aus, als überlegten sie sich eine Frage, sie reden kurz über den Hirsch und essen dann noch etwas von ihm, und wenn sich keiner eine Frage überlegt oder keinem eine Frage einfällt und man schlecht nach einer Frage fragen kann, bleibt es still.

»Ich hätte gern noch etwas Hirsch«, sagt Sylvester.

»Gern«, sagt Matildas Mutter und gibt Sylvester noch etwas Hirsch.

Ich überlege, ob Sylvester in seinem Tonstudio für Stille etwas aus Stöcken und Netzen erstellt, das als Stille authentischer klingt als echte Stille, ob Sylvester verschiedene Stillen verschieden erstellt und ob er schon mal eine Stille erstellt hat, der man anhört, dass man darin schwitzt ohne sich zu bewegen.

Ich gucke Sylvester an. »Die Tischdecke passt gut zu deinem rechten Auge«, sage ich.

»Danke«, sagt Sylvester.

»Ja«, sagt Matildas Mutter.

»Sylvester hat ja verschiedenfarbige Augen«, sage ich.

Matildas Mutter nickt.

»Das ist ja ziemlich selten«, sage ich.

Matildas Vater wischt sich mit einer Stoffserviette über den Mund. Er steht auf, um eine neue Flasche Rotwein zu holen, und macht dabei die Musik leiser. Matildas Mutter macht sie wieder lauter.

»Und Sie arbeiten im Kleintierbedarf?«, fragt Matildas Vater schließlich. Ich bin froh, dass er etwas fragt und ich im Kleintierbedarf arbeite.

»Nur nebenher«, sagt Sylvester, »eigentlich arbeitet sie an ihrer Magisterarbeit.«

»Ach so«, sagt Matildas Vater.

»Hauptsächlich aber im Kleintierbedarf«, sage ich, weil Matildas Vater sich mit Magisterarbeiten aller Art auskennt und Kleintierbedarf vielleicht exotisch findet.

»Im Weihnachtsgeschäft ist immer viel los«, sage ich.

Ich fange an, vom Weihnachtsgeschäft zu erzählen, weil das Weihnachtsgeschäft immer noch besser ist als Stille, in der man immer schwitzt ohne dass man sich bewegt, ich erzähle von den Kindern, Kleintieren, dem Bedarf, Herrn Mohn und mir im Weihnachtsgeschäft, und plötzlich starren mich alle an.

»Oh Gott«, sagen Matilda und Matildas Mutter, »Oh Gott«, sagen Matildas Vater und Sylvester, sie wedeln mit den Händen, »was ist denn?«, frage ich, und Matilda greift in meine Haare, zieht meinen Kopf herunter und tunkt den Zopf in mein Weinglas.

Sylvester und Matildas Eltern gucken jetzt erleichtert. »Gut reagiert«, sagt Sylvester.

»Dein Zopf ist angebrannt«, sagt Matilda.

Ich ziehe mir den Zopf vors Gesicht, er riecht nach Wein und verbranntem Gummi. »Das tut mir sehr leid«, sagt Matildas Mutter.

»Das ist doch nicht Ihre Schuld«, sage ich.

»Danke, dass du mich gelöscht hast«, sage ich zu Matilda. Bonnie Tyler ist durchgelaufen, die Play-Taste springt hoch. Matildas Vater lächelt mich an, vielleicht, weil er sich freut, dass etwas passiert ist, und Sylvester, Matilda und ich lächeln auch, weil wir uns insgeheim auch freuen, dass etwas passiert ist. Sylvester dreht die Kassette um, und dann klingelt das Telefon. Matildas Mutter reißt den Hörer hoch. »Ja«, sagt sie.

»Hallo Mama«, sagt Matildas Bruder.

»Wie geht es dir?«, fragt Matildas Vater.

Wir gucken auf den Lautsprecher des Telefons.

»Geht so«, sagt Matildas Bruder.

Das Telefon mit dem Lautsprecher, aus dem Matildas Bruder in Kiew spricht, steht genau unter der grün geflochtenen Lampe, und ich denke, dass Matilda denkt, dass die Birne spätestens jetzt zerspringen muss.

»Und, ist es weit genug weg?«, fragt Matildas Vater und lacht.

»Ja«, sagt Matildas Bruder und ist beschäftigt damit, nicht zu weinen. »Ich will eigentlich nach Hause«, sagt er.

Ich lege meine Zigarette in den Aschenbecher, einen Aschenbecher, von dem Matildas Mutter erzählt hat, Matilda habe ihn in der vierten Klasse getöpfert. Matilda guckt auf ihren Teller. Sylvester hält sein Gesicht nahe an den Lautsprecher, als sei er im Tonstudio.

»Was ist denn los?«, fragt Matildas Vater.

»Es ist so weit weg«, sagt Matildas Bruder.

Er antwortet ein paar Sekunden versetzt, als habe er sich eine Tablette unter die Zunge gelegt. Im Hintergrund hört man eine besorgte Frauenstimme, die näher kommt und etwas sagt, das unverständlich und freundlich ist, und Matildas Bruder antwortet unverständlich und freundlich. »Meine Gastmutter«, sagt Matildas Bruder.

»Viele Grüße«, sagt Matildas Mutter.

Matildas Bruder hört in Kiew das Räuspern von Matildas Vater und Bonnie Tyler, die Sylvester jetzt ausmacht, wir hören die freundliche Stimme im Hintergrund und Matildas Bruder, der aus Kiew schweigt, weil er sehr beschäftigt damit ist, nicht zu weinen.

Matilda guckt auf ihren halb leeren Teller, als habe sie an dem Hirsch sehr gehangen.

Ich frage mich, ob Sylvester Schweigen und Stille verschieden erstellt und was als Schweigen im Hörspiel authentischer klingt als echtes Schweigen. Matildas Bruder schweigt aus Kiew, und Matildas Mutter sagt: »Aber du wolltest doch unbedingt.«

»Ja«, sagt Matildas Bruder, und dann schweigt er wieder. Ich überlege, ob man aus einem Weinglas trinken kann, in das vorher ein Zopf getunkt wurde.

Ich gucke Matilda an, die nicht mehr auf ihren Teller, sondern auf den geflochtenen Lampenschirm guckt, weil er hoch hängt und man besser hochguckt, wenn man weinen muss, damit die Wimperntusche nicht verläuft, dabei hat Matilda gar keine Wimperntusche.

Sylvester beugt sich über den Lautsprecher. »Guten Tag, hier ist Sylvester«, sagt Sylvester.

»Guten Tag«, sagt Matildas Bruder.

»Wie geht es dir in Kiew?«, fragt Sylvester.

»Gut, und Ihnen?«, fragt Matildas Bruder.

»Mir geht es auch gut«, sagt Sylvester.

»Nächstes Jahr komme ich auch«, sagt Matildas Bruder.

»Das ist schön«, sagt Sylvester.

»Erzähl doch mal was«, sagt Matildas Mutter.

»Alle sind nett«, sagt Matildas Bruder unter dem grün geflochtenen Lampenschirm, auf den Matilda guckt, und dann fängt er wieder an zu schweigen.

»Erzählt ihr doch mal was«, sagt er dann.

»Alles wie immer«, sagt Matildas Vater.

Sylvester guckt Matilda an, und Matilda guckt Sylvester an und endlich nicht mehr den Lampenschirm. Sylvester holt einen Stift vom Fensterbrett, sagt zu Matildas Mutter: »Verzeihen Sie«, schreibt etwas auf die Innenseite der Bonnie-Tyler-Kassettenhülle und hält Matilda die Hülle vor das Gesicht. »Mit Namen«, steht darauf.

Matilda beugt sich über den Lautsprecher.

»Hallo«, sagt sie.

»Hallo«, sagt Matildas Bruder.

»Ich liebe dich, Sebastian«, sagt Matilda.

»Ich liebe dich auch«, sagt Matildas Bruder.

Ich gucke auf die Lampe, die immer noch einen Verteidigten mehr und immer noch ein Land mehr ausgehalten hat. »Ich liebe dich«, sagt Matilda, »ich wünschte, du wärst hier«, und Matildas Bruder sagt: »Ich auch.«

»Ich rufe bald ...«, sagt Matildas Bruder dann und wird unterbrochen und verschwindet. Aus dem Lautsprecher kommt ein langer Ton. Matilda lächelt Sylvester an.

»Das war sehr hübsch von dir«, sagt Matildas Mutter, und Matilda hört wieder auf zu lächeln.

»Warum eigentlich Kiew?«, fragt Sylvester.

»Kiew ist weit genug weg«, sagt Matildas Vater und lacht. »Januar muss raus«, sagt Matilda.

Matilda erklärt Sylvester und mir, was wo war. Sie zeigt uns die Eichen, die der Bürgermeister bedichtet und dafür den Preis einer Kirchenzeitung bekommen hat, und sie zeigt uns die Grube zwischen den Eichen, in der der Elektriker früher seine benutzten Pornos verscharrt hat, die Matilda und der Sohn des Postboten immer wieder ausgegraben haben. Sie zeigt uns die Stelle, wo der Schuppen gestanden hat, der jetzt abgebrannt ist und in dem Matilda mit neun das Jawort in den Handspiegel ihrer Mutter gesagt hat, Matilda erzählt, sie habe das Jawort zwischen neun und elf oft geübt und immer im Schuppen, der jetzt abgebrannt ist, weil der Sohn des Elektrikers einen Brand gelegt hat, weil der Schuppen seinem Vater gehört hat, der seinen Sohn mit der Hundeleine halb tot geschlagen hat. Sie zeigt uns, wo der Bürgermeister wohnt und der Bauer mit der blinden Ehefrau, von der der Sohn des Elektrikers sagte, ihr Mann dürfe nur mit ihr schlafen, wenn er ihr vorher Frösche auf die nackte Haut gesetzt habe, sie zeigt uns, wo der Sohn des Elektrikers einen aus dem Nest gefallenen Vogel mit einem Zaunpfahl erschlagen hat, Matilda erzählt, dass dem Vogel zuerst die Augen rot geworden sind, bevor sein Körper zerbrach, und wie der Sohn des Postboten Matilda am Kinn fasste, als der Sohn des Elektrikers den Vogel erschlug, wie der Sohn des Postboten Matildas Kopf zur Seite drehte, damit sie nicht sähe, wie dem Vogel die Augen rot wurden, und Matilda deshalb sofort anfing, ein Tagebuch zu schreiben. Matilda zeigt uns, wo ihr Bruder ein Schwein gefangen und von einem Bullen angegriffen worden ist und wo das Fest war, auf dem der Elektriker wieder anfing zu trinken, was angeblich die Schuld des Postboten war, weil der dem Elektriker einen Wodka eingeschenkt und gesagt hatte, es sei stilles Wasser, und dass der Elektriker angeblich erst merkte, dass es Wodka war, als er den Wodka getrunken hatte, und Matilda zeigt uns den Hochsitz des Elektrikers, der Hobbyjäger war, auf dem Matilda in einem August vom Sohn des Postboten entjungfert wurde, Matilda sagt, der Hochsitz sei sehr klapprig gewesen und der Sohn des Postboten sehr dünn.

»Warte mal«, sage ich, »wo ist eigentlich Januar?«

Wir drehen uns um. Weiter hinten sehen wir die Silhouetten von Matildas Eltern, Januar sehen wir nicht. »Gerade war er noch da«, sagt Matilda.

»Was ist denn?«, fragt Matildas Mutter, als Matildas Eltern uns erreicht haben. »Januar ist weg«, sage ich.

Wir gehen die Dorfstraße hinauf und hinunter. »Wahrscheinlich ist er in den Wald gelaufen«, sagt Matildas Vater, als wir vor dem Haus des Elektrikers stehen. Er hält sich die Hände wie einen Trichter vors Gesicht und ruft »Januar«. Wir rufen alle »Januar«, Matilda ruft leise, »besser lauter«, sagt Matildas Vater. Wir bleiben vor dem Haus des Postboten stehen, das an den Wald grenzt, in den wir nicht wollen. Wir stehen im Kreis, rufen Januar und gucken unserem Atem hinterher.

Der Elektriker öffnet ein Fenster. »Was ist denn hier

los?«, fragt er. »Wir haben einen Hund verloren«, sagt Matildas Vater. »Fröhliche Weihnachten«, sagt Matildas Mutter. »Ebenso«, sagt der Elektriker und schließt sein Fenster. Matildas Mutter guckt Matilda an, »ich habe das nie verstanden mit diesem Riesen von Hund«, sagt sie.

Wir gehen hintereinander den Waldweg entlang in den Wald hinein, rufen Januar und denken an die Filmmusik, die eingespielt wird, wenn jemand nachts in Wälder, Keller oder Gassen geht. Wir rufen Januar, um Januar zu finden und um den zu verscheuchen, dessentwegen die Filmmusik in Szenen mit Wäldern, Kellern oder Gassen eingespielt wird. Januar ist nirgends. Es knirscht und rauscht wie im Film und es flattert wie im Film, es ist hell vom Schnee, und Sylvester beugt sich über Matildas Schulter und fragt leise: »Hast du Angst, Matilda?«

»Nein«, flüstert Matilda.

»Das wäre jetzt zum Beispiel mal ein angemessener Zeitpunkt, um Angst zu haben«, flüstert Sylvester und lässt einen Zweig zurückschnellen, den er hochgehalten hatte, um Matildas Mutter durchzulassen, »ein viel angemessenerer Zeitpunkt als deine Zeitpunkte.«

»Ich habe keine Angst«, flüstert Matilda.

»Was?«, fragt Matildas Mutter.

»Nichts«, sagt Matilda.

»Am besten gehen wir immer geradeaus«, sagt Matildas Vater, »dann müssen wir uns für den Rückweg nur umdrehen.«

Wir gehen geradeaus. Januar ist nirgends. Wir rufen Januar, wir probieren es mit verschiedenen Betonungen, wir probieren auch Janosch. Nach eineinhalb Stunden sagt Sylvester: »Das hat, glaube ich, keinen Sinn.«

»Doch«, sagt Matilda. »Guckt mal, die Sterne«, sagt Matildas Vater. Er legt den Kopf in den Nacken und erzählt von den Sternen in Neuseeland. Wir legen alle den Kopf in den Nacken und bleiben kurz stehen, weil man nachts im Wald nicht mit dem Kopf im Nacken gehen kann, weil man womöglich auf das Gliedmaß von einem tritt, der mit der Filmmusik in den Keller, den Wald oder die Gasse gegangen ist.

»In der Stadt sieht man so was nicht mehr«, sagt Matildas Vater.

Matildas Vater sieht plötzlich zum zweiten Mal fröhlich aus, er lächelt mich fröhlich an, vielleicht ist Matildas Vater nicht nur wegen der Sterne fröhlich, sondern auch, weil wir uns keine Fragen mehr überlegen müssen und jetzt schon zum zweiten Mal etwas passiert ist, und wegen der Fragen bin ich auch insgeheim fröhlich und lächle möglichst fröhlich zurück und finde, sich fröhlich anzulächeln, nachdem man keine Fragen gehabt hat, ist fast so gut, als hätte man welche gehabt.

»Januar«, ruft Matildas Mutter. »Das hat wirklich keinen Sinn«, sagt Sylvester. »Ich glaube auch«, sage ich. »Vielleicht wartet er vor der Tür«, sagt Matildas Vater. »Januar«, ruft Matilda. Januar ist nirgends, und wir drehen uns um und gehen immer geradeaus zurück.

Januar wartet nirgends, auch nicht vor der Tür, und Matildas Vater sagt: »Morgen ist er wieder da.«

»Ganz bestimmt«, sage ich.

Wir wollten eigentlich heute noch zurückfahren, jetzt bleiben wir da. »Ich würde gerne in der Küche schlafen«, sagt Matilda, weil die Küche direkt neben der Haustür ist. »Ich schlafe dann auch hier«, sage ich, und Matilda holt zwei Luftmatratzen und zwei Schlafsäcke. Matilda und ich schieben den Tisch an die Wand und legen die Luftmatratzen nebeneinander auf den Boden. Matildas Eltern gehen ins Bett, Sylvester aufs Sofa im Wohnzimmer, Matilda legt sich auf eine Luftmatratze und guckt auf die grün geflochtene Lampe.

Ich mache Wasser im Boiler heiß und spüle die Pfannen und Teller. »Das musst du nicht machen«, sagt Matilda. »Ich kann aber sowieso noch nicht schlafen«, sage ich. Ich räume die Pfannen und Teller in einen Vitrinenschrank und steige mit gestapeltem Geschirr mehrfach über Matildas Luftmatratze. »Danke, dass du mich gelöscht hast«, sage ich. »Er kommt morgen wieder«, sage ich, wenn ich über Matildas Luftmatratze steige, »es ist ihm bestimmt nichts passiert« und »er will bestimmt nur mal was erleben.« Matilda lächelt zu mir hoch und guckt dann wieder auf die Lampe.

Sylvester kommt mit einer Kamelhaardecke um die Schultern aus dem Wohnzimmer und setzt sich neben Matilda auf den Boden. »Das ist ein angemessener Zeitpunkt«, sagt er, »und deine Zeitpunkte sind nicht angemessen.«

»Hör auf, Sylvester«, sage ich. Ich nehme einen Pfannenkratzer und kratze den Rest Hirsch vom Herd.

Um halb eins in der Nacht sitzt Sylvester immer noch bei uns in der Küche, fährt mir durch die Haare und sagt: »Da muss was ab.« Er steht mit der Kamelhaardecke um die Schultern auf und fängt an, die Schubladen aufzuziehen. »Zweite von oben rechts neben der Spüle«, sagt Matilda auf der Luftmatratze. Sylvester findet eine Schere und setzt sich wieder neben mich. Ich löse das Gummiband aus meinen Haaren.

»Ich mache auch nicht zu viel«, sagt Sylvester, »versprochen«, und schneidet mir die Haare.

Matilda dreht sich auf den Bauch und zündet sich eine Zigarette an.

»Er kommt bestimmt morgen wieder«, sage ich.

»Fertig«, sagt Sylvester.

Ich streiche mir die Haare über die Schulter nach vorne und drehe mich zu Sylvester um. »Das war viel zu viel«, sage ich.

»Das war so gut wie nichts«, sagt Sylvester.

Er streicht mit den Händen die Haare auf dem Boden zusammen und formt sie zu einer Kugel, legt sich auf den Boden und pustet die Haarkugel unter die Holzbank, sie verschwindet wie ein kleines Tier.

Dann klingelt das Telefon, das jetzt wieder auf der Fensterbank steht. Matilda nimmt den Hörer ab. »Ach Gott, du«, sagt Matilda, »ja, genau den suchen wir«, sagt sie und »dann bis gleich.«

»Januar kommt«, sagt Matilda zu uns, »mit dem Sohn des Postboten«, und dann läuft sie ins Bad und guckt nach, ob sie alt geworden ist.

Wir ziehen unsere Schuhe an, die Mäntel über die Schlafanzüge und laufen um den gelben Lieferwagen herum, der versucht, die vereiste Einfahrt hochzufahren. Nach mehreren Versuchen fährt der Sohn des Postboten die Einfahrt wieder runter und hält am Straßenrand.

Matilda öffnet die hintere Tür. Januar liegt auf dem Rücksitz, und Matilda nimmt Januars Kopf in die Hände. Ich gucke über ihre Schulter, auf die kleinen Blutflecke auf dem Rücksitz und auf Januars Wunde.

Matildas Eltern kommen in Mänteln und Hausschuhen die Einfahrt herunter. »Oh Gott«, sagt Matildas Mutter. Matildas Vater holt den Verbandskasten aus seinem Auto.

»Halb so schlimm«, sagt der Sohn des Postboten hinter mir. Seine Haare sehen aus wie ein seit langem unbewohntes Vogelnest. Er riecht nach Zimt und lächelt Matilda an. »Hättest dich ja mal melden können«, sagt er. Matilda hat immer noch Januars Kopf in den Händen und dem Sohn des Postboten den Rücken zugekehrt. »Ich bin jedes Jahr hier«, sagt Matilda über die Schulter, »hättest ja mal vorbeikommen können«, und streckt die Hand nach hinten aus, um den Verbandskasten entgegenzunehmen. Wir schieben die beiden hinteren Türen des Lieferwagens ganz auf, Sylvester und Matilda klettern vor die Rückbank, Matildas Eltern und ich bleiben vor den Türen stehen und gucken zu, wie Matilda vorsichtig Januars Bein anhebt. Der Sohn des Postboten guckt Sylvester an. Sylvester hält Januars Bein fest. Matilda wickelt einen Verband um Januars Wunde. Januar wehrt sich nicht und tut nichts und sieht aus, als habe er eine Frage.

Matildas Mutter guckt eine Weile zu, dann läuft sie ins Haus und kommt mit Kreislauftropfen zurück, sie träufelt mir und sich je zwölf Tropfen in die hohle Hand. »Vielen Dank«, sage ich. Matildas Mutter lächelt.

Der Sohn des Postboten guckt Sylvester an. »Entschuldigung, aber ich kenne dich irgendwoher«, sagt er.

»Kann eigentlich nicht sein«, sagt Sylvester.

Matilda und Sylvester klettern aus dem Lieferwagen. »Danke«, sagt Matilda. Januar hat den Kopf gehoben und sieht immer noch aus, als habe er eine Frage. »Keine Ursache«, sagt der Sohn des Postboten, »er saß in unserem Garten. Wenigstens zur Hochzeit hättest du dich melden können«, sagt er.

Er guckt wieder Sylvester an. »Ich glaube, ich kenne dich von einem Plakat«, sagt er. »Kann sein«, sagt Sylvester, und Matilda sagt: »Wir müssen dann langsam auch mal los.«

»Jetzt, mitten in der Nacht?«, fragt Matildas Mutter.

»Ja«, sagt Matilda.

»Schade«, sagt der Sohn des Postboten.

Sylvester, Matilda und ich tragen Januar vom einen Auto ins andere. Der Sohn des Postboten gibt Sylvester und mir die Hand. »Melde dich mal«, sagt er zu Matilda und tätschelt ihr die Schulter. »Ja«, sagt Matilda und tätschelt dem Sohn des Postboten die Schulter.

Wir gehen zurück ins Haus und ziehen uns an, Sylvester zieht aus Versehen irgendwas von Matilda und Matilda aus Versehen irgendwas von mir an, wir sammeln unsere Sachen ein und gehen zurück nach draußen.

Matilda umarmt ihren Vater und küsst ihre Mutter rechts und links auf die Wange.

»Das mit Ihren Haaren tut mir leid«, sagt Matildas Mutter. »Das macht nichts«, sage ich.

»Der Baum stand viel zu nah am Tisch, das habe ich gleich gesagt«, sagt Matildas Vater.

»Macht nichts«, sage ich, »herzlichen Dank für alles.«

»Herzlichen Dank für alles«, sagt Sylvester. Wir steigen ins Auto und kurbeln die Fensterscheiben herunter.

Matildas Mutter winkt mit beiden Armen, Matildas Vater mit einem Arm, ich winke die Dorfstraße entlang und lehne mich weit aus dem Fenster, so weit, dass ich ins hintere Fenster sehen kann. Januar schläft. Matilda winkt mir zu. Ich winke zurück. »Fenster hoch«, sagt Sylvester. Ich lasse mich auf den Sitz fallen.

Matilda beugt sich zwischen den Sitzen nach vorne. »Es tut mir leid, dass ich so wenig gesagt habe«, sagt sie.

»Du hast ja deine Gründe«, sage ich.

»Du hättest trotzdem etwas sagen sollen«, sagt Sylvester. »Mach mal Melissa Etheridge«, sagt Matilda.

Zehntes Kapitel

in dem Matilda eine Heldin ist. Vorher werden sie und die Erzählerin allerdings sehr blass. Sylvester ist hingerissen.

»Sag doch mal was«, sage ich, und Matilda sagt: »Ich kann nicht mehr.« Matilda fällt jeden Abend in Sylvesters Bett und jeden Morgen in ihre Kleider, »sag doch mal was«, sage ich. »Wie ist es denn so?«, fragt Sylvester.

Matilda lässt sich auf Sylvesters Bett fallen, dreht sich auf den Bauch und stützt den Kopf in die Hände. »Sie wollen, dass mir langweilig wird«, sagt Matilda.

Sylvester lacht. »Das gelingt ihnen aber nicht wirklich gut, oder?«, fragt er. »Doch«, sagt Matilda.

Vor Sylvesters Bett steht Matildas letzte Tasche. Matilda zieht wieder in ihre Wohnung zurück, wir haben gestern die ersten Taschen in ihre Wohnung gebracht, Sylvester hat sich sicherer in Matildas Wohnung gefühlt als Matilda, weil er in den letzten Wochen die Blumen gegossen und die Post geholt hat. Auf Matildas letzter Tasche liegt eine Plastiktüte voller Taxiquittungen.

»Ist das alles?«, frage ich.

»Was?«, fragt Matilda.

»Ist das alles, dass dir langweilig werden soll?«, frage ich. »Im Grunde schon«, sagt Matilda und sieht überhaupt nicht gelangweilt aus. »Wir machen den ganzen Tag nur beunruhigende Sachen«, sagt sie.

»Und davon wird einem langweilig?«, frage ich.

»Ja«, sagt Matilda.

»Ich verstehe das Konzept nicht«, sagt Sylvester.

»Ich auch nicht«, sage ich.

»Kommt doch mal mit«, sagt Matilda.

Matilda steht auf und ruft die Therapeutin auf einem ihrer Handys an. »Geht klar«, sagt sie hinterher. Matilda erzählt, die Therapeutin habe gefragt, ob Sylvester und ich bei den Übungen eine beruhigende Wirkung auf Matilda haben könnten. »Nein«, habe Matilda gesagt, weil sie weiß, dass die Therapeutin nur beunruhigende Sachen macht, von denen einem langweilig wird.

»Ich fahre«, sagt Matilda. »Bist du sicher?«, fragt Sylvester und guckt Matilda an, wie er mich angeguckt hat, als ich gesagt habe, dann führe eben ich. »Klar«, sagt Matilda.

Ich setze mich auf den Beifahrersitz, Sylvester setzt sich mit Januar nach hinten. »Wartet mal«, sagt Matilda und steigt wieder aus.

Matilda geht zum Bordstein, dreht sich um und winkt uns zu. Dann geht sie über die Straße und wieder zurück und wieder hin und wieder zurück. Wir kurbeln die Scheiben herunter. Die Ampel schaltet auf Rot, Matilda geht trotzdem über die Straße, ein Autofahrer hupt, »Entschuldigung«, ruft Matilda und lacht und läuft wieder zurück. »Gut, was?«, ruft sie.

»Sehr gut«, ruft Sylvester aus dem Fenster. Matilda wartet, bis es wieder grün wird, und geht wieder los, mitten auf der Straße dreht sie sich einmal um sich selbst, winkt und läuft wieder zurück. Sylvester lacht.

»Kannst du's auch auf einem Bein?«, ruft er.

»Klar«, ruft Matilda und hüpft auf einem Bein zurück auf unsere Seite. Sie verbeugt sich ausladend, als wäre ein Orchester hinter ihr. Wir klatschen. Matilda steigt ein. »Gut, was?«, fragt sie. Ich küsse Matilda auf den Mund, Sylvester schlägt ihr von hinten auf die Schulter.

Matilda fährt los, und Sylvester fängt an, Januars Kopf zu streicheln. »Du fährst falsch«, sagt er. »Ich fahre richtig«, sagt Matilda, »heute treffen wir uns im Vergnügungspark.«

Im Vergnügungspark stehen die Therapeutin und der Praktikant vor einem Riesenrad und rauchen. In dem Riesenrad sitzen zwei Menschen in verschiedenen Gondeln. Die Therapeutin hält sich mit der einen Hand den Kragen ihres Parkas zu, klemmt sich die Zigarette zwischen die Lippen und schüttelt Sylvester und mir die Hand.

»Es war gar nicht so leicht, etwas zu finden, das um diese Jahreszeit aufhat«, sagt der Praktikant langsam und laut. Die Therapeutin deutet auf das Riesenrad. »Sind Sie bereit?«, fragt sie und hält ihren Kopf nahe an Matildas Gesicht.

»Ja«, sagt Matilda.

»Angststufe?«, fragt die Therapeutin.

»Na ja, zwei«, sagt Matilda.

»Gucken Sie es sich noch mal ganz genau an«, sagt die Therapeutin, kneift die Augen zusammen und guckt auf die obere Hälfte des Riesenrads.

Matilda guckt auch an dem Riesenrad hoch. »Drei«, sagt sie.

»In Ordnung«, sagt die Therapeutin.

Wir gehen zu dem Häuschen unter dem Riesenrad, »lösen Sie gleich mehrere«, sagt die Therapeutin. »Kommen Sie denn mit?«, fragt Matilda. »Nein«, sagt die Therapeutin.

Matilda steigt in eine der Gondeln. »Und machen Sie sich immer wieder klar, wie hoch das ist«, sagt die Therapeutin, »und denken Sie daran, dass die Gondeln offen sind.«

»Schon gut«, sagt Matilda. Die Therapeutin lächelt. »Die Gondeln sind offen«, sagt sie.

Matilda fährt los. Wir gucken ihr hinterher. »Jetzt geht's los«, sagt eine Stimme vom Band.

»Ich verstehe das Konzept nicht«, sagt Sylvester.

»Wir gehen nach da hinten«, sagt die Therapeutin, »da kann sie uns nicht so gut sehen und kriegt sehr große Angst.«

»Warum soll sie sehr große Angst kriegen?«, frage ich.

»Damit sie merkt, dass sie es überlebt«, sagt die Therapeutin.

Wir stellen uns hinter den Schießstand neben dem Riesenrad. Der Schießstand macht gerade auf, eine Frau in einem engen Trainingsanzug wechselt Ballons aus, die über Nacht verschrumpelt sind, und rückt die gerade, die über Nacht in eine Schräglage geraten sind.

»Wie ist das jetzt mit dem Konzept?«, fragt Sylvester.

»Das macht Spaß«, sagt die Stimme vom Band.

Die Therapeutin zündet sich eine neue Zigarette an. Das Feuerzeug ist fast leer. Der Daumennagel der Therapeutin sieht aus wie ein Fußnagel. Sylvester holt sein Feuerzeug aus der Tasche und gibt der Therapeutin Feuer.

»Das Problem ist nicht das Verrücktwerden«, sagt die Therapeutin, »das Problem ist die Angst davor und die Leute, die dabei zusehen könnten.«

»Ich finde schon, dass Verrücktwerden ein Problem ist«, sagt Sylvester. »Aber nicht Matildas«, sagt die Therapeutin, »Matilda hat eine soziale Phobie.«

»Ich auch«, sage ich.

Die Therapeutin, der Praktikant und Sylvester gucken mich an. »Manchmal«, sage ich.

»Da kommt Freude auf«, sagt die Stimme vom Band.

»Und was ist das Konzept?«, fragt Sylvester. Der Praktikant räuspert sich. »Das Konzept ist zu lernen, dass die Angst vergeht, auch wenn sie sehr groß ist«, sagt er, »und zu lernen, dass den Leuten um einen herum viel weniger auffällt, als man denkt.« Er hat das alles sehr langsam und deutlich gesagt.

»Ich kann Sie so gut verstehen«, sage ich.

»Ich kann sie auch gut verstehen«, sagt der Praktikant. »Mich?«, frage ich.

»Nein, Matilda«, sagt der Praktikant.

»Das macht Spaß«, sagt die Stimme vom Band.

»Nein, ich meinte, ich kann Sie gut verstehen« und zeige dem Praktikanten auf die Brust, »ich kann Sie viel besser verstehen als letztes Mal, aber Matilda verstehe ich natürlich auch«, sage ich. Der Praktikant will etwas sagen, aber die Therapeutin sagt: »Das war's«, und das Riesenrad bleibt stehen.

»Und?«, fragt die Therapeutin.

»Na ja«, sagt Matilda.

»Hatten Sie Angst, dass Sie runterfallen?«, fragt die Therapeutin.

»Ja«, sagt Matilda.

»Hatten Sie Angst, dass Sie verrückt werden und aus der Gondel springen?«, fragt die Therapeutin.

»Ja«, sagt Matilda.

»Angstfaktor?«, fragt die Therapeutin.

»Viereinhalb«, sagt Matilda.

»Gut«, sagt die Therapeutin, »dann fahren Sie noch mal.«

Matilda fährt noch mal Riesenrad und noch mal, sie fährt insgesamt fünfmal. Beim vierten und fünften Mal sitzt Matilda allein im Riesenrad, alle anderen Gondeln sind leer, denn im Winter fahren nur Leute mit dem Riesenrad, die Angst vor dem Verrücktsein haben. Wir stehen unter dem Vordach des Schießstandes und sehen Matilda zu. Wir rauchen und warten und die Stimme vom Band sagt immer wieder, dass es losgehe, dass es Spaß mache und dass da Freude aufkomme, und Sylvester sagt: »Ich gehe mal schießen.«

Sylvester trifft nur einmal und bekommt einen kleinen Fußball, aus dem man ein Messband ziehen kann. »Für dich«, sagt er. »Danke«, sage ich.

Matilda ist zum fünften Mal gefahren. »Darf ich jetzt bitte raus«, sagt sie, »es ist langweilig.«

»Mir auch«, sagt Sylvester.

Sylvester und ich fahren mit Matildas Auto dem Auto der Therapeutin hinterher. Auf dem Rücksitz liegt Januar und kaut an seinem Verband. Auf dem Rücksitz der Therapeutin unterhält sich Matilda mit dem Praktikanten, und Sylvester und ich unterhalten uns nicht. »Ich weiß ja nicht«, sagt Sylvester, »ich auch nicht«, sage ich, und dann schweigen wir bis zur Mensa.

»Was passiert jetzt?«, fragt Sylvester, als wir aussteigen. »Wir gehen erst mal rein«, sagt die Therapeutin.

Sie guckt sich um, »schön voll«, sagt sie. Es ist Mittag. »Also, Folgendes«, sagt sie zu Matilda, »Sie gehen zwischen all diese Leute da und holen sich ein Tablett.«

»Gut«, sagt Matilda.

»Dann holen Sie sich ein Essen, ein komplettes Essen, und ein großes Getränk«, sagt die Therapeutin.

»Gut«, sagt Matilda.

Die Therapeutin guckt in den überfüllten Saal. »Und dann lassen Sie das Tablett fallen«, sagt sie.

»Nein«, sagt Matilda.

Die Therapeutin tätschelt Matilda die Schulter und holt sich eine Zigarette aus der Parkatasche. Ich tippe ihr auf die Schulter und zeige auf das Nichtraucherschild über dem Eingang. Sie seufzt und steckt die Zigarette zurück in die Schachtel.

»Nein«, sagt Matilda.

»Andere haben das auch geschafft«, sagt der Praktikant.

»Das ist mir egal«, sagt Matilda.

Ich denke an meine Mutter und überlege, ob es Zeit ist, nach Hause zu gehen. »Verhaltenstherapie bringt nichts«, sagte meine Mutter, als meine Eltern uns besuchen kamen. »Warum?«, fragte Matilda. »Verhaltenstherapie führt nur zur Symptomverschiebung«, sagte meine Mutter, und sie erklärte nicht, was Symptomverschiebung ist, weil sie glaubte, dass Matilda und Sylvester auch mit Begriffen wie Symptomverschiebung aufgewachsen seien, mit Symptomverschiebungen, Introjekten, projektiver Identifizierung, Ambiguitätstoleranz, Ich und Übertragung. »Symptomverschiebung heißt, dass man Angst vor den eigenen Haaren hat und sich nach der Therapie dieser Angst vor Mehlspeisen fürchtet«, sagte ich. »Beispielsweise«, sagte meine Mutter.

Als meine Eltern uns besuchen kamen, hatten sich auch die Hände und Lider meines Vaters in die Hände und Lider seiner toten Schwester verwandelt.

»Versuchen Sie es«, sagt die Therapeutin.

»Sonst bringt alles nichts?«, fragt Matilda.

»Sonst bringt alles nichts«, sagt die Therapeutin und lächelt.

»Reicht auch etwas Abgepacktes?«, fragt Matilda.

»Nein«, sagt die Therapeutin, »ein volles Essen, und das Getränk in einer Glasflasche, wenn möglich.«

»Angststufe?«, fragt sie.

»Achtdreiviertel«, sagt Matilda.

»Sehr schön«, sagt die Therapeutin.

Sylvester und der Praktikant setzen sich an den einzigen freien Tisch. Matilda, die Therapeutin und ich gehen zur Essensausgabe. »Und nehmen Sie ordentlich Soße«, sagt die Therapeutin.

»Ich kann das nicht«, sagt Matilda, als sie das volle Tablett in den Händen hält.

»Du musst das nicht machen«, sage ich.

»Sie kommen mal besser mit mir«, sagt die Therapeutin und zieht mich am Ärmel zur Fensterfront.

Die Therapeutin und ich stehen an der Fensterfront wie Detektive. Matilda steht mit dem vollen Tablett vor der Essensausgabe und rührt sich nicht.

»Das ist grausam«, sage ich.

»Finden Sie?«, fragt die Therapeutin und lacht.

Ich schlucke. »Mir sind die Ohren zugefallen«, sage ich, »sind Ihnen auch die Ohren zugefallen?«, frage ich.

Die Therapeutin lacht wieder. »Es ist gleich vorbei«, sagt sie.

Es ist aber nicht gleich vorbei, weil Matilda das Tablett nicht fallen lässt. Sie ist ein paar Schritte nach vorne gegangen, steht mit dem Tablett in der Mitte des Saales, einem Tablett mit Königsberger Klopsen, Kartoffeln, Erdbeerjoghurt und Multivitaminsaft, und um sie herum und an ihr vorbei gehen alle, die über alle Straßen gehen, ohne zu denken »Ich gehe über eine Straße«, und die deswegen ihre Tabletts nicht fallen lassen müssen. Matilda guckt zu uns herüber und schüttelt den Kopf. Die Therapeutin guckt zu Matilda herüber und nickt. Sie hat eine unangezündete Zigarette zwischen den Lippen.

»Wozu ist das gut?«, frage ich. »Das ist dafür gut, dass man merkt, dass man ruhig mal den Betrieb aufhalten kann«, sagt die Therapeutin, »dass man sieht, dass die Vorstellung viel schlimmer ist als die Realität.« Matilda steht mit ihrem vollen Tablett immer noch in der Vorstellung und schüttelt den Kopf.

Die Therapeutin lächelt. »Wussten Sie, dass Menschen mit Angststörungen im Grunde potentielle Helden sind?«, fragt sie. »Nein«, sage ich. »Wenn es wo brennt«, sagt die Therapeutin, »sind Menschen mit Angststörungen die Ersten, die die Kinder aus dem brennenden Haus retten.«

Matilda steht immer noch mit der Angststörung und dem Tablett in der Vorstellung. Manche von denen, die an ihr vorbeigehen, gucken Matilda an, weil sie mit dem Tablett und der Vorstellung im Weg steht. Jemand sagt etwas zu ihr und deutet auf einen freien Platz an der Fensterfront und lächelt. Matilda lächelt zurück und schüttelt den Kopf.

»Sie sind nämlich gut in Extremsituationen«, sagt die Therapeutin, »weil ihr ganzes Leben eine Extremsituation ist.«

»Haben Sie ein Kaugummi?«, frage ich die Therapeutin. »Klar«, sagt sie. Das Kaugummi der Therapeutin hat Honiggeschmack.

Matilda lässt das Tablett los. Ich halte mir die Hand vors Gesicht und sehe durch die Finger, wie das Tablett mit Königsberger Klopsen, Kartoffeln, Erdbeerjoghurt und Multivitaminsaft herunterfällt, es fällt sehr langsam und braucht eine ganze Weile, bis es auf dem Boden angekommen ist.

Als es angekommen ist, gucken die Leute in Matildas Nähe Matilda und das Tablett an. Die Leute in der Nähe gucken und gucken wieder weg, einer zeigt auf die Tür hinter der Essensausgabe, Matilda nickt. Sie geht zu der Tür hinter der Essensausgabe und kommt mit einem Mann mit Schrubber und Eimer zurück. Der Mann und Matilda wischen die Königsberger Klopse, die Kartoffeln, den Multivitaminsaft, den Erdbeerjoghurt und die Scherben auf. Der Mann mit dem Schrubber und dem Eimer geht wieder durch die Tür hinter der Essensausgabe. Matilda kommt zu der Fensterfront. Die Therapeutin klopft ihr auf die Schulter.

»Jetzt habe ich Hunger«, sagt Matilda und lächelt und sieht aus, als müsse sie sich eigentlich mit dem Handrücken über die Stirn fahren. »Du bist eine Heldin«, sage ich.

Sylvester sitzt neben dem Praktikanten am Mensatisch und ist hingerissen. »Ich bin hingerissen«, sagt er, »mit Mensatabletts um sich schmeißen, das möchte ich auch mal.«

»Mach doch«, sage ich.

»Ist das nicht toll?«, fragt er, »ich stelle es mir toll vor, und ich weiß jetzt alles darüber.«

Der Praktikant und Sylvester lächeln sich an, und Sylvester fängt an, mir alles zu erklären. Die Therapeutin ist rausgegangen, um zu rauchen und zu telefonieren. Sylvester erklärt lang und so, wie der Praktikant es ihm beigebracht hat. »Ich weiß«, sage ich, »ich habe zugesehen.«

Sylvester erklärt weiter und ist hingerissen. »Dann mach doch«, sage ich.

Die Therapeutin kommt zurück und schaltet ihr Handy aus. »Verkaufen Sie eigentlich Handys?«, frage ich. »Nein«, sagt die Therapeutin, »wie kommen Sie denn darauf?«, fragt sie und steckt ihr Handy in die Brusttasche ihres Parkas.

Die Therapeutin ist sehr dünn, und wenn sie spricht, zeichnet sich eine dicke blaue Ader an ihrem Hals ab. Sie sieht aus, als könne sie schnell laufen und hoch springen. Wenn es stimmt, dass man schon mal jemand und am ehesten jemand gewesen ist, der man sich nie zutrauen würde, gewesen zu sein, wäre die Therapeutin vielleicht eine Minnedame gewesen, aber vielleicht kann die Therapeutin sich vorstellen, Minnedame gewesen zu sein, weil sie unter anderem mit Ängsten vor Toastern zu tun hat und sich deshalb alles vorstellen kann. »Ich dachte nur«, sage ich, »weil in Ihrer Schublade so viele Handys waren.«

»Ach so«, sagt die Therapeutin und lacht, »das sind nicht meine. Die gehören meinen Patienten.«

Matilda isst die zweite Portion Königsberger Klopse. »Mir hat sie auch alles abgenommen«, sagt Matilda. Am ersten Tag, sagt Matilda, habe die Therapeutin sie in die überfüllte U-Bahn gesetzt und ihr vorher alles abgenommen, das Handy, das Geld und den Personalausweis. »Warum den Personalausweis und das Geld?«, frage ich. »Um die Verwirrung komplett zu machen«, sagt die Therapeutin, »und damit sie nicht aussteigen und ein Taxi nehmen kann.«

»Und das Handy?«, frage ich. »Das wissen Sie doch«, sagt die Therapeutin, »auf die Idee mit dem Handy sind Sie doch auch gekommen«, sagt sie und lächelt wie jemand von der Gebühreneinzugszentrale, dem keiner etwas vormachen kann.

»Haben viele die Idee mit dem Handy?«, fragt Sylvester und ist, glaube ich, enttäuscht.

»Alle«, sagt die Therapeutin.

Die Therapeutin sagt gern kurze Sätze, und sie sagt sie wie Sylvester, wenn er das Medium zitiert, oder ein Therapeut, der eine Fliege vor eine fleischfressende Pflanze hält.

Ich überlege, ob alle, die auf der Straße mit Handys telefonieren, nur aus Angst vor dem Verrücktsein telefonieren, ob am anderen Ende der Verbindung keine Geschäftspartner, Arbeitgeber oder Praxen sind, sondern Freunde, die sie ansprechen und auf etwas Herkömmliches hinweisen, auf Optikerauslagen zum Beispiel, und ob sie nur, wenn ihnen jemand zu nahe kommt, sagen: »so machen wir es dann«, oder »das habe ich zum Glück noch auf Diskette« oder »ja, am Montag passt es«, und ob sie sich, wenn sie zuhören und nicken und dabei weitergehen, auf herkömmliche Dinge wie Lidschatten und Antiallergika oder Post von der Bahn hinweisen lassen, ich überlege, ob alle mit ihren Handys die Straße entlanggehen, weil ohne Handy womöglich ein wahlloses Verrücktsein in sie hineinrennen könnte.

Matilda isst zum Nachtisch Erdbeerjoghurt. Die Therapeutin guckt ihr dabei zu. »Morgen früh machen wir Nachbesprechung«, sagt sie und steht auf. Der Praktikant steht auch auf.

»Machen Sie es gut«, sagt die Therapeutin zu Sylvester und mir und lächelt uns an, als hätten wir eine Paartherapie. »Ich bin hingerissen«, sagt Sylvester, und die Therapeutin sagt: »Das ist ja schön.«

»Und Sie warten dann eigentlich die ganze Zeit nur?«, fragt Sylvester, weil er hingerissen ist und nicht möchte, dass die Therapeutin schon geht.

»Wie, warten?«, fragt die Therapeutin.

»Na«, sagt Sylvester, »Sie warten die ganze Zeit, während Matilda Riesenrad fährt und Tabletts fallen lässt«, sagt Sylvester. »Das nennt sich nicht warten«, sagt die Therapeutin, »das nennt sich verweilen.« Sie tätschelt Sylvester die Schulter. »Und verweilen macht 12 Euro«, sagt die Therapeutin, »die Stunde«, sagt sie und deutet auf Sylvesters Stirn.

»Tut's noch weh?«, fragt sie.

»Sieht man noch was?«, fragt Sylvester.

»Kaum«, sagt die Therapeutin.

Durch die Fensterfront sehen wir, wie die Therapeutin und der Praktikant in das Auto der Therapeutin steigen. Matilda schiebt einen Rest Erdbeerjoghurt zu Sylvester hinüber. Sylvester guckt sich um. Es ist leerer geworden. »Ob sie hier immer Tabletts runterschmeißen lässt?«, fragt Sylvester. »Das wäre zu auffällig«, sage ich. »Ich glaube, sie wechselt die Mensen«, sagt Matilda.

»Du bist eine Heldin«, sage ich.

»Wieso«, fragt Sylvester.

»Weil ich das Tablett habe fallen lassen«, sagt Matilda.

»Ich stelle mir das toll vor«, sagt Sylvester.

»Mach doch«, sagt Matilda.

»Du bist eine Heldin«, sage ich.

Matilda fährt Sylvester und mich nach Hause. Ihre letzte Tasche liegt neben Januar auf dem Rücksitz. »Wir fahren noch zum Acker«, sagt Matilda, »wollt ihr vielleicht mitkommen?«, fragt sie.

»Morgen«, sage ich. »Gut«, sagt Matilda.

Wir steigen aus. Matilda umarmt Sylvester, und es dauert einen Moment, bis Sylvester seine Arme auf Matildas Rücken legt.

»Bis morgen«, sagt sie.

»Bis morgen«, sagt Sylvester.

Matilda nimmt meine Hand und guckt Sylvester und mich an, als hätten wir ihr die Tür eines Busses aufgehalten, den sie auf keinen Fall hätte versäumen dürfen, und sie sieht aus, als sei sie sehr schnell gelaufen, um den Bus zu kriegen. Sie legt ihre Hand auf meinen Hinterkopf und zieht ihn an ihre Schulter. Der Stoff ihrer seltsamen Ärmel riecht nach irgendeiner Frucht. »Ich vergesse dir das nie«, sagt Matilda.

Sie steigt in ihr Auto und kurbelt die Scheibe herunter. »Bis morgen«, sagt sie. »Bis morgen«, sage ich.

Sylvester und ich stehen vor der Haustür. Sylvester steht hinter mir, ich hebe die Arme, und Sylvester sucht in meinen Manteltaschen nach meinem Haustürschlüssel.

Dann stehen wir im Flur vor dem blinkenden Anrufbeantworter. Sonja sagt, sie müsse Sylvester etwas Unglaubliches erzählen, Jeromin fragt: »Bist du wieder da?«, meine Mutter sagt, Verhaltenstherapie bringe nichts, weil die Habituation nicht vorhalte, Sonja sagt, sie wolle nur mal hören, Herr Mohn sagt: »Und noch etwas, vergessen Sie morgen bitte nicht« und wird abgebrochen, die Nachbarin sagt, es gehe ihr übrigens gut, die Therapeutin sagt, es sei ein erfolgreicher Tag gewesen, und Matildas Vater sagt, heute Nachmittag komme eine Dokumentation über Kiew.

Sylvester kratzt sich am Kopf und geht den Flur entlang in die Küche. »Ruf ihn an«, sagt er über die Schulter.

»Ruf du doch an«, sage ich.

Ich wähle Jeromins Nummer dreimal, weil die Sieben immer noch klemmt, ich kenne Jeromins Nummer und die schiefe Melodie, die sie auf den Tasten ergibt, weil man nicht vorsätzlich etwas vergessen kann.

»Schön, dass du anrufst«, sagt Jeromin, »hattest du schöne Weihnachten?«, fragt er. »Ja, und du?«, frage ich.

»Ich habe viel zu tun«, sagt Jeromin. Ich denke an Jeromins weißes Reißbrett, an Jeromin, der mit einem Bleistift davorsteht und Zigarettenrauch gegen das Millimeterpapier bläst.

»Was möchtest du denn mit mir besprechen, Jeromin?«, frage ich und fahre mit dem Zeigefinger über das Plexiglasfensterchen, hinter dem das rechteckige Papier mit zwei Feldern für die Nummern der Polizei und der Feuerwehr klemmt, das Fensterchen ist verdreckt. »Gar nichts eigentlich«, sagt Jeromin. »Mir ist aber noch ein Geburtstagsgeschenk eingefallen. Es kommt zwar viel zu spät, aber du warst ja nie da.«

»Ich habe doch schon eins«, sage ich.

»Und, gefallen sie dir?«, fragt Jeromin.

»Sehr«, sage ich, »sehr schöne Ohrringe. Vielen Dank.«

»Also«, sagt Jeromin, »ich habe mir ein Menü für dich ausgedacht. Ein Geburtstagsmenü.«

»Das ist nett«, sage ich und fahre immer noch über das Plexiglasfenster. Niemand hat die Nummern der Feuerwehr und der Polizei in die dafür vorgesehenen Felder geschrieben. Ich frage mich, was man wohl denkt, während man das Plexiglasfenster hochklappt, den Zettel herausnimmt und auf die vorgesehenen Striche die Nummern der Feuerwehr und der Polizei schreibt. »Hast du was zu schreiben?«, fragt Jeromin.

»Warum?«, sage ich.

»Ich diktiere es dir«, sagt Jeromin.

»Ach so«, sage ich, »Moment.«

Ich gehe in die Küche. Sylvester hat kein Licht gemacht. Er sitzt im Dunkeln, hat die Füße auf den Tisch gelegt und kratzt sich immer noch am Kopf. »Das ging ja schnell«, sagt er. »Es ist noch nicht zu Ende«, sage ich.

Ich nehme eine Zeitung von der Fensterbank. »Hast du mal schnell einen Stift?«, frage ich. Sylvester nimmt die Füße vom Tisch, streckt die Beine aus und fasst in seine Hosentaschen. Er findet einen Bleistift. Ich gehe zurück zum Telefon.

»Da bin ich wieder«, sage ich. »Also, pass auf«, sagt Jeromin und diktiert Zutaten. Ich schreibe auf dem Rand der Zeitung mit. Es sind so viele Zutaten, dass ich die Zeitung drehen muss und die erste Seite der Zeitung mit Zutaten einrahme. Jeromin erklärt, wie man alles zubereitet.

»So«, sagt er dann.

»Danke«, sage ich, »das wird sicher gut schmecken.«

»Bestimmt«, sagt Jeromin. »Geht es dir wirklich gut?«, fragt er später.

Ich denke daran, wie ich von Jeromins Fenster aus Jeromin beim Brötchenholen zugesehen habe. Ich trug eins von Jeromins weißen Hemden. Jeromin ging über die Straße zu der Bäckerei gegenüber. Jeromin ging in die Bäckerei hinein, kaufte Brötchen, und dann kam er wieder heraus.

»Mir geht es wirklich gut«, sage ich. »Und dir, geht es dir auch wirklich gut?«, frage ich.

»Ehrlich gesagt nein«, sagt Jeromin.

»Warum nicht?«, frage ich.

»Es gibt zu viel zu tun«, sagt er.

»Aber eigentlich ist es doch ganz gut, dass du so viele Aufträge hast«, sage ich.

»Stimmt«, sagt Jeromin, »eigentlich ist das gut.«

»Und im Sommer kannst du dann ja wegfahren, mit dem ganzen Geld, das du dabei verdienst«, sage ich.

»Stimmt«, sagt Jeromin.

»Nach New Orleans, da wolltest du doch immer hin, hast du gesagt, mit diesem Freund von dir, wie heißt der noch mal, das kannst du dir dann leisten, das ist doch gut«, sage ich.

»Wolfgang«, sagt Jeromin.

»Wolfgang«, sage ich, »stimmt.«

»Und vielleicht kannst du dir ja auch zwischendurch mal einen Tag frei nehmen«, sage ich.

»Das kann ich wohl«, sagt Jeromin.

»Na dann«, sage ich, »ich muss jetzt Schluss machen, Sylvester braucht das Telefon.«

»Schönen Gruß«, sagt Jeromin.

»Ja«, sage ich, »mach's gut«, »mach's du auch gut«, sagt Jeromin, und ich lege auf.

Ich gehe in die Küche und lege die Zeitung auf den Tisch. Ich mache kein Licht, und Sylvester macht auch kein Licht. Er sitzt immer noch auf dem Stuhl, hat die Füße wieder auf den Tisch gelegt und kratzt sich nicht mehr am Kopf. Ich öffne die Küchenschränke und gucke hinein, ich gucke ziemlich lange in die Küchenschränke.

»Hast du Hunger?«, fragt Sylvester. »Nein«, sage ich.

Sylvester zieht die Zeitung zu sich heran und liest vor, was ich geschrieben habe. »Hagebuttenmark«, liest er. »Rosmarinmandeln, fester Honig, Ingwer, Papayas, 1 Kopfsalatherz. Griechische Oliven, gekochte kleine Linsen, Brunnenkresse, was ist das denn für eine Liste?«, fragt Sylvester.

»Von Jeromin«, sage ich.

Sylvester liest weiter. »Pimpinelle, edelsüßes Paprikapulver, süße Sahne nach Belieben. 2 unbehandelte Limetten. Glattblättrige Petersilie, Hähnchenschenkel, Zitronenmelisse, Sternfrucht, Ananas, Paranüsse, Heidelbeeren, Aprikosenlikör«, liest Sylvester.

»Ja«, sage ich und gucke immer noch in die Küchenschränke. »Mach doch Licht«, sagt Sylvester. »Nein«, sage ich.

Sylvester fasst mich mit einem Arm um die Hüfte und zieht mich auf seinen Schoß. Ich lehne meine Stirn an Sylvesters Kinn und lege meine Hand auf seinen Bauch. Sylvester küsst mich. »Ich fürchte, wir haben nichts von alldem«, sagt er.

Letztes Kapitel

in dem ein blanker Spiegel blank gerieben wird, die Erzählerin es mit Verwandlungen zu tun bekommt und darüber hoffentlich nicht vergisst, dass Sylvester keinen Schlüssel hat.

»Aber ich habe es dir doch gesagt«, sagt Sylvester, und ich sage, nein, er habe es mir nicht gesagt. Wir sind in der Küche. Sylvester holt zerknülltes Papier aus einem neuen Rucksack und legt es auf den Küchentisch. »Nein«, sage ich, »doch«, sagt Sylvester, und ich verschweige ihm, dass er mehrfach gesagt hat, er müsse einfach dringend mal raus hier.

Unter dem Küchentisch liegt Januar und kaut an seinem Verband. Ich sitze vor Januar auf dem Boden und versuche immer wieder, seinen Kopf von dem Verband wegzuziehen. Januar bleibt zwei Tage lang bei uns, weil Matilda und die Therapeutin jetzt Flugangst durchnehmen, die Therapeutin sagte, man solle besser möglichst alle Ängste durchnehmen, wenn man schon mal dabei sei. Matilda und die Therapeutin sind nach München geflogen, weil Flüge nach München im Angebot waren, damit Matilda lernt, es langweilig zu finden, nach München oder sonst wo hinzufliegen.

Sylvester schneidet das Preisschild von seinem neuen Rucksack.

»Bist du sauer auf mich?«, frage ich.

»Was soll das denn?«, fragt er.

Ich denke an das Schweigen und stumme Nicken, zu dem Sylvesters Frauen greifen, und sage nichts. Sylvester hockt sich neben mich auf den Küchenboden. Ich halte Januars Kopf fest. »Ich kann dich doch wohl alleine lassen, oder?«, fragt Sylvester, »klar«, sage ich.

»Klar«, sage ich, als wir am Bahnsteig stehen. »Ich komme bald wieder«, sagt Sylvester. Ich gucke schräg an ihm vorbei in ein verspiegeltes ICE-Fenster, ich sehe mein Gesicht und Sylvesters Rücken. Sylvester hat seinen Rucksack bis obenhin bepackt. Er dreht sich um und guckt mich im ICE-Fenster an.

»Da kann man nicht durchsehen«, sage ich.

»Nein«, sagt Sylvester, »da kann man nicht durchsehen.«

Er streicht mir über den Kopf. »Jetzt mach mal halblang«, sagt er.

»Ich will gar nicht halblang machen«, sage ich und umarme Sylvester, meine Arme reichen nicht um den Rucksack herum. Weil wir auf einem Bahnsteig stehen, denke ich darüber nach, ob wirklich alles von Sylvester abgegangen und nichts an Sylvester hängen geblieben ist und wir vollständig davongekommen sind, ich denke darüber nach und frage mich, ob Sylvester darüber nachdenkt, weil man an Bahnsteigen zwangsläufig anfängt mit Gedanken über alles, was womöglich nicht abgeht und stattdessen hängen bleibt und womöglich nicht aufhört mit dem Vorbeigehen.

»Mach mal halblang«, sagt Sylvester und guckt mich an.

»Ich habe doch gar nichts gesagt«, sage ich.

Über Lautsprecher wird eine Frau ausgerufen. Sie wird am Service Point von jemandem erwartet. Ich gucke den Bahnsteig hinauf und hinunter, ich habe noch nie jemanden gesehen, der ausgerufen worden ist und entschlossen und erleichtert losgeht. Es ist auch diesmal niemand erleichtert, und es geht auch niemand los.

Sylvester steigt in den Zug, dreht sich um und streckt mir von der Zugtür aus seine Hand hin. Ich halte sie fest, und Sylvester küsst meinen Handrücken. »Bis bald«, sagt er.

»Ich kann dir ja einen Schlüssel nachmachen lassen«, sage ich, »dann hast du ihn, wenn du wieder da bist.«

»Ja«, sagt Sylvester, »wenn ich wieder da bin.«

»Wenn du wieder da bist«, sage ich.

»Ich liebe dich«, sagt Sylvester und ich lächele ihn an, weil er es endlich ohne Namen gesagt hat. »Ich liebe dich«, sagt er, und weil er das oft sagt, bedeutet es vielleicht »Bis nachher«, wie bei Amerikanern, und weil wir am Bahnhof sind, bedeutet »bis nachher« viel.

Ich will nicht sehen, wie Sylvester hinter einem verspiegelten Fenster verschwindet, durch das er mich sehen kann und ich ihn nicht, deshalb sage ich: »Ich gehe jetzt.«

»Alles Gute«, sagt Sylvester.

»Wenn du wiederkommst, musst du klingeln«, sage ich.

»Ja«, sagt Sylvester, »dann muss ich klingeln.«

»Hoffentlich bin ich dann zu Hause«, sage ich.

»Hoffentlich«, sagt Sylvester.

»Ich lasse dir jetzt gleich einen Schlüssel nachmachen«, sage ich.

»Das ist nett von dir«, sagt Sylvester.

»Ich gehe jetzt«, sage ich.

Sylvester lächelt. »Vorher müsstest du allerdings noch meine Hand loslassen«, sagt er.

»Auf Wiedersehen, Sylvester«, sage ich.

»Ich komme wirklich sehr bald wieder«, ruft Sylvester, als ich mich an der Treppe umdrehe, und winkt, bis die Tür zugeht. Ich winke lange zurück.

Ich gehe am Service Point vorbei, an den man gerufen und an dem man erwartet wird.

Als Matilda und ich uns zum ersten Mal verabredet hatten, um sieben Uhr gegenüber von Herrn Mohns Geschäft, als wir mit allem Möglichen gleichzeitig angefangen hatten, hatten wir auch mit Bahnsteigen angefangen. Wenn auf einem Bahnsteig jemand ausgerufen wird, hatten wir gesagt, eine Frau Emmi Ludwig zum Beispiel wird gebeten, sich beim Service Point zu melden, dann denkt man manchmal plötzlich, vielleicht ist man ja selbst Frau Emmi Ludwig und weiß es nur nicht. Vielleicht, hatten wir gesagt, wird man sogar nur deshalb ausgerufen und gebeten, sich beim Service Point zu melden: weil der Verdacht besteht, dass man es plötzlich nicht mehr wissen könnte.

Man gerät, hatten wir gesagt, immer tiefer in eine Beweisnot, je öfter eine Emmi Ludwig ausgerufen wird, denn durch die Tatsache, dass sie sich nicht meldet, liegt es immer näher, dass man selbst Emmi Ludwig ist und es nur plötzlich nicht mehr weiß. Emmi Ludwig kann sich gar nicht melden, denn Emmi Ludwig ist man selbst.

Es macht natürlich keinen Sinn, fanden wir, beim richtigen Namen Emmi Ludwig ausgerufen zu werden, wenn man sich einbildet, jemand anders zu sein. Aber die, die einen ausrufen lassen, wissen ja nicht, in welchem Stadium man sich schon befindet. Sie wissen noch nicht, sagten wir, dass man sich in dem Stadium befindet, wo man sich einbildet, jemand anders zu sein als Emmi Ludwig. Sie wissen noch nicht, dass sich die Verwirrung fatal gesteigert hat, seit man sich heute Morgen verabschiedet hat und dabei doch nur wie immer unorganisiert schien. Und dann fällt es aber denen, die einen ausrufen lassen, wie Schuppen von den Augen, dass da eine handfeste Verwirrung im Anzug sein könnte, und alle rasen zum Hauptbahnhof und hoffen, die Verwirrung hält sich noch in Grenzen, während man selbst, hatten wir gesagt, am Hauptbahnhof steht oder schon im Zug sitzt mit einer Verwirrung, die fatal geworden ist, und zwar sekundenschnell und unmerklich.

Vor dem Service Point stehen ein paar Leute, die aussehen, als würden sie jemanden erwarten, und niemand, der ausgerufen aussieht.

Ich gehe zu Mister Minit in der Bahnhofshalle und frage, wie lange es dauert, einen Schlüssel nachmachen zu lassen. »Viertelstunde«, sagt der Mann hinter dem Schalter und guckt an mir herunter. »Und wenn ich das mal so sagen darf«, sagt er, »Ihre Schuhe könnten auch mal wieder.«

»Wie lange dauert das?«, frage ich.

»Viertelstunde«, sagt er.

Weil ich auch finde, dass meine Schuhe auch mal wieder könnten, ziehe ich sie aus und stelle sie auf die Theke. »Nehmen Sie Platz«, sagt der Mann hinter dem Schalter.

Ich setze mich auf einen der Barhocker. An der Wand hinter der Theke von Mister Minit hängen vergrößerte Fotos von Orten mit Meer und Himmel. Ich habe Sylvesters Strümpfe an, die zu groß sind. Ich ziehe die Beine hoch, setze mich auf meine Füße und denke an Matilda, der zum Glück alles langweilig wird. Sie hat am Telefon vom Fliegen erzählt und davon, dass sie noch mehrmals ein Mensatablett hat fallen lassen müssen und außerdem bei Sonnenschein mit einem Regenschirm durch die Fußgängerzone laufen, bei Edeka den Einkaufswagen voll packen und an der Kasse sagen musste, sie habe ihr Geld vergessen, dass sie in einem Café in einer Viertelstunde ohne Anlass viermal den Platz wechseln musste, unter einem Straßenschild nach der Straße fragen und *Wie schön blüht uns der Maien* in einem Schuhgeschäft singen musste. »Kannst du das auswendig?«, fragte ich, und Matilda sagte: »Jetzt schon.«

Ich gucke auf Sylvesters kaputte Strümpfe. »He«, sagt der Mann hinter dem Schalter. Er hat die Schuhe und den Schlüssel auf die Theke gelegt und lächelt mich an. »Ihnen geht es wohl gut«, sagt er. »Geht so«, sage ich.

Januar steht in der Küche und hat sich seinen Verband abgebissen. Ich hole Mullbinden und wickle Januars Bein wieder zu. Januar steht still.

Ich schiebe das zerknüllte Papier aus Sylvesters neuem Rucksack beiseite, blättere in Magisterprüfungsbüchern und in einem Ratgeber vom Medium, in dem steht, wie man alles abkriegt, das hängen geblieben ist, und ich muss Sylvester fragen, ob das Medium nur Ratgeber hat, in denen es um das geht, was unglücklicherweise hängen geblieben ist, oder auch welche über das, was glücklicherweise da bleibt. Dann blättere ich in einem Buch über Zierfische, das Herr Mohn mir geliehen hat, und dann ist es spät.

Ich lege mich auf die Seite meines Bettes, auf der Sylvester immer liegt, und spiegele mich in der Seite des Fensters, in der Sylvester sich immer spiegelt. Januar kommt rein und legt sich vor das Bett. Ich gucke an die Decke und denke an Sylvesters tote Großtante und dass ich ihn nie gefragt habe, ob die Großtante überhaupt stimmt und wo genau sie sich eigentlich aufgehängt hat. Ich habe ihn nie gefragt, weil Sylvesters Großtante nie vorgekommen ist, nicht in Sylvesters Dramen, nicht im Fenster über meinem Bett und nicht am Küchentisch. Sylvester hat seine Großtante nie vorkommen lassen, ich habe mir die Frage, ob die Großtante überhaupt stimmt und wo genau sie sich aufgehängt hat, oft überlegt, aber auch, was danach kommen könnte, dass Sylvester beispielsweise den Arm ausstrecken, »genau da«, sagen und direkt über mein Bett zeigen würde, wo sich dann die tote Großtante für immer einnisten würde. Weil ich Sylvester nie gefragt habe, kann aber die Großtante plötzlich überall gehangen haben, und jetzt, wo Sylvester nicht auf meinen Haaren, sondern in einem Bett in einem Zimmer liegt, von dem ich nichts weiß, hängen potentiell überall Großtanten in meinem Zimmer, ich muss Sylvester fragen, wo die tote Großtante genau hing und ob sie stimmt, damit sich nicht im ganzen Zimmer hängende Großtanten einnisten können.

Ich gucke an die Decke, denke an die Großtante und überlege dann, ob vielleicht irgendetwas in mir dringend ausgeschält oder ersetzt werden muss. Ich denke an Sylvesters verlorenen Schlüssel und einen, der ihn gefunden haben könnte, ich denke an zweite Mahnungen von unbezahlten Telefonrechnungen und an Mahnungen von Herrn Mohn. Ich versuche, mir Wörter zu überlegen, die mit Notfällen nichts zu tun haben, aber sie fallen mir nicht ein, und ich denke, es ist unsinnig, sich solche Wörter zu überlegen, weil es hier keinen Notfall gibt und eigentlich alles so weitergehen kann. »Alles kann eigentlich so weitergehen«, sage ich zu meinem Gesicht im Fenster, und dann läutet das Telefon.

»Ich dachte, du kannst vielleicht auch nicht schlafen«, sagt Matilda, »oder hast du etwa geschlafen?«, fragt sie.

»Nein«, sage ich, »ich kann auch nicht schlafen. Wo bist du denn?«, frage ich. »Im Hotel in München«, sagt Matilda, »und alles ist sehr langweilig.«

»Das ist gut«, sage ich.

»Ich wollte nur gute Nacht sagen«, sagt Matilda. »Gute Nacht, Matilda«, sage ich.

»Gute Nacht«, sagt Matilda.

»Sylvester ist weg«, sage ich.

»Sylvester kommt wieder«, sagt Matilda und erklärt,

warum Sylvester bald wiederkommt, und ich bin froh, dass Matilda gut im Beteuern ist.

»Schlaf schön«, sagt Matilda. »Schlaf schön«, sage ich.

Ich gehe in den Flur und stapele die Kleintierkartons mit den Luftlöchern nach Größen. Dann setze ich mich an den Küchentisch und zerknülle das zerknüllte Papier aus Sylvesters neuem Rucksack.

Ganz oben auf dem Hängeschrank steht ein halber Kuchen, den jemand zu meinem Geburtstag mitgebracht und den danach niemand weggeschmissen hat. In der übrig gebliebenen Kuchenhälfte stecken alle Kerzen, die eigentlich auf dem ganzen Kuchen gesteckt hatten. Sie sind schwarz-weiß geringelt und drängeln sich auf der engen Kuchenhälfte wie Pinguine auf einer Scholle, die sich plötzlich nicht mehr sicher sind, ob sie wirklich schwimmen können.

Ich zünde die Kerzen auf der harten Geburtstagskuchenhälfte an und lasse sie herunterbrennen. Januar sieht mir zu.

Ich lege mich wieder ins Bett und denke daran, dass ich einschlafen muss, weil nur noch vier Stunden zum Schlafen übrig bleiben, und versuche, an Jeromins Rezept zu denken und daran, wie man aufwendige Geschenkschleifen an Kleintierbedarf bindet, aber stattdessen denke ich an das, was mal wo gehangen hat und hängen geblieben ist, an alles, was vielleicht ausgeschält werden, und alles, was bestimmt und am besten gleich morgen bezahlt werden muss, und stehe wieder auf und hole einen Schwamm, einen Eimer Wasser und Zeitungspapier und gehe in den Flur.

Januar geht auch in den Flur.

Ich wische mit dem Schwamm über den Spiegel im Flur und reibe ihn mit zerknülltem Zeitungspapier trocken. Januar setzt sich hin und sieht mir zu. Ich reibe den ziemlich blanken Spiegel blank, denke an meinen Vater, der sich in seine tote Schwester verwandelt, und überlege, ob man sich auch in nahe stehende Verschwundene verwandeln kann, ob ich mich langsam in Sylvester verwandeln würde, ob ich langsam seinen Bauch oder seine Haare bekäme, wenn Sylvester womöglich doch nicht wiederkommt. »Das ist unsinnig«, sage ich in den Spiegel oder zu Januar oder zu einem, der Sylvesters Schlüssel gefunden hat und jetzt hinter der Badezimmertür steht und auf die Filmmusik wartet, »es ist unsinnig, weil Sylvester wiederkommt.«

Ich denke trotzdem weiter, dass er womöglich nicht wiederkommt, weil er beispielsweise einfach für immer mal dringend raus gemusst oder diverse verschwiegene Leben gehabt hat, die ihm nahe legen, das akute Leben durch ein anderes zu ersetzen, ich überlege, ob meine Augenfarbe sich langsam in Sylvesters zwei Augenfarben verwandeln würde.

Im Spiegel sehe ich Januar, der neben mir sitzt und mich anguckt, als habe er eine Frage.

Ich überlege, ob meine Hände sich langsam in Matildas Hände verwandeln würden, wenn Matilda womöglich doch nicht mehr wiederkommt, »das ist unsinnig«, sage ich, ich denke trotzdem weiter, dass Matilda womöglich nicht wiederkommt, weil sie beispielsweise in München bleibt, weil es in München besonders langweilig ist.

Ich reibe den Spiegel trocken, und Januar sieht mir zu. Wenn Sylvester und Matilda doch nicht wiederkommen, denke ich, obwohl es unsinnig ist, bekomme ich vielleicht langsam andere Augen, andere Hände oder einen anderen Bauch, oder ich treffe Leute, die ausdrücklich nicht Sylvester und Matilda sind, Leute, die sich dann langsam in die verwandeln, die sie nicht sind und die sie nicht einmal kennen, Gespenster von Gespenstern.

Wenn Sylvester wieder da ist, denke ich, werde ich ihn nach seiner toten Großtante fragen und ihm sagen, dass das Geräusch von zerknülltem Zeitungspapier auf einem Spiegel bestimmt nicht das ist, was man bei einer fatal gesteigerten Verwirrung im Kopf hat.

»Alles kann eigentlich so weitergehen«, sage ich, weil man an Bahnsteigen und in der Nacht leicht denkt, dass nichts so weitergehen kann und nichts da bleiben wird.

Der Spiegel ist jetzt sehr blank. Ich gehe in die Küche, kippe den Eimer in der Spüle aus, gehe zurück in den Flur und sammle das Zeitungspapier ein. Dann klingelt es.

Ich lasse das Zeitungspapier fallen, gucke zur Tür und dann Januar im Spiegel an.

»Wie bitte?«, frage ich, weil es riskant ist, zu nicken und so zu tun, als hätte man etwas verstanden.

Januar guckt mich an. »Es klingelt«, sagt er.